北京协和医院护理丛书

# 北京协和医院
# 急诊护士值班手册

顾　问　吴欣

主　编　史冬

副主编　李　凡　胡英莉

编　委（以姓氏笔画为序）

马　俊　王　辉　王蓓蓓　冯秀敏　卢　燕

田丽源　石　妍　任　伟　刘爱辉　刘　熹

孙朋霞　闫　昆　负　欣　负　辉　张　雪

张　静　李玉乐　苏　萌　谷　婷　邱丽娜

邸秋璇　胡少文　胡　翎　赵　霞　袁　诚

郭雅妮　韩明宇　魏长云

中国协和医科大学出版社

图书在版编目（CIP）数据

北京协和医院急诊护士值班手册／史冬雷主编. —北京：中国协和医科大学出版社，2016.9

ISBN 978-7-5679-0640-2

Ⅰ. ①北…　Ⅱ. ①史…　Ⅲ. ①急诊-护理-手册

Ⅳ. ①R472.2-62

中国版本图书馆 CIP 数据核字（2016）第 208500 号

**北京协和医院急诊护士值班手册**

主　　编：史冬雷
责任编辑：王朝霞　李元君

出版发行：**中国协和医科大学出版社**
（北京市东城区东单三条 9 号　邮编 100730　电话 010-65260431）
网　　址：www.pumcp.com
经　　销：新华书店总店北京发行所
印　　刷：涿州汇美亿浓印刷有限公司

开　　本：787mm×1092mm　　1/32
印　　张：10.875
字　　数：200 千字
版　　次：2016 年 11 月第 1 版
印　　次：2024 年 1 月第 3 次印刷
定　　价：28.00 元

ISBN 978-7-5679-0640-2

# 序

随着现代急诊医学的进步和人民群众对健康需求的日益增长，急诊护理专科发展迅速，新观点、新技术和新方法不断涌现，已逐渐形成规范的急诊护理学体系。急诊患者发病急骤、病种复杂、病情变化快，且急诊科突发事件多见、危重患者集中，对急诊护士的整体素质提出了更高的要求。

急诊护士作为急诊医疗队伍的重要力量，不仅要具备敏锐的思维，快速、准确地评估和预检分诊能力、娴熟的急诊急救技术，还要有良好的突发事件应急处理能力。同时，规范的急诊工作制度和流程也是提高急诊护理工作质量的关键。北京协和医院是全国疑难重症指导中心，一直以学科齐全、技术力量雄厚和多学科综合优势等享誉海内外，医院于1983年在全国建立了第一个医院内急诊科。急诊医护团队贯彻"高速度、高效率、高度责任感"的原则，通过建立完善的分诊制度、急诊监护制度、突发事件应急预案和绿色通道等，为广大患者提供了高质量的急诊服务，急诊综合水平始终保持国内领先。

　　为促进我国急诊护理学科发展，与广大护理同仁共享急诊护理发展成果，北京协和医院临床一线护理专家以最新的护理理念和最佳救治策略为基础，融入先进的管理思想与规范，编写了《北京协和医院急诊护士值班手册》。本书体现了急诊护理学科的最新进展，全面介绍了最前沿的专科知识与急救技术，包括常见急症的急救护理，常见危重症的急救护理，急性中毒的急救护理，急诊预检分诊和突发公共卫生事件的应急处理等，内容详实、文字精练、重点突出，协和特色鲜明，具有较强的科学性、实用性和可操作性。我们期望本书能够为急诊专业护士队伍培训和规范急诊护理工作提供有力的指导与借鉴，为提升我国急诊专科护理质量做出应有的贡献。

　　书籍编写过程中得到了各级领导和专家的高度重视和鼎力支持，在此表示衷心的感谢！本书各位编写人员秉承严谨负责的态度，在编写过程中参考了大量文献和资料，付出了心血和智慧。但限于编写水平，书中难免有疏漏和不妥之处，敬请广大读者批评指正。

吴欣娟

2016 年 8 月于北京

# 前 言

1979年国际上正式承认急诊医学为医学领域中第23门专科。1983年北京协和医院急诊科独立编制建科，是中国急诊医学发展的标志性事件。急诊医学经过30余年的风风雨雨和几代人的努力与坚持，已发展为一门相对成熟的专业学科。

随着急诊医学的发展，急诊护理队伍也不断地壮大，急诊护理也作为一门专科有着自己专业的特点。急诊护理涵盖范围广，包括创伤、突发急症和危重症病的急救和护理等。需要急救的疾病通常累及多个系统和多个器官，具有急、危、重、难等特点。需要护理人员要有熟练的预检分诊能力、护理操作技能、急危重症抢救能力、观察病情的能力等等。因此，急诊护理人员需要规范化、专业化的指导。

北京协和医院的护理工作传承着"三基三严"的优良传统，有严格的规章制度、规范的护理操作和严谨的治学态度。北京协和医院自建院之初，就逐渐完善了各科护理常规。随着医学、护理学的发展以及新技术新业务的开展，迫切需要我们更加完善临床护理工作。为此，我院急诊护理人以多年的临床工作经验为基础，查阅大量书籍、文献编撰了《北京协和医院急诊护士值班手册》。本书紧密结合临床护理工作，有一定深度、广度，通俗易懂，可操作性强。方便急诊护理人员查询相关医疗护理知识，有助于提高护理工作质量，为患者提供高效优质的护理服务。

北京协和医院急诊科本着以患者为中心的指导思想，为患者提供优质周到的护理，希望大家能够传承这一中心思想。希望通过这本书让大家抓住临床护理工作的关键点，切实为患者解决实际问题。

感谢各级领导对本书的高度重视和支持。感谢各位编委在本书编写过程中付出的努力，高效完成编写任务。

鉴于本书编写者学识、能力有限，难免存在不妥和错误之处，敬请广大读者批评指正。

编　者

2016 年 8 月

# 目　　录

第一章　常见急症的急救护理 …………………………… 1

　第一节　呼吸困难患者的急救护理 ………………… 1

　第二节　发热患者的急救护理 …………………… 6

　第三节　腹痛患者的急救护理 …………………… 10

　第四节　腹泻患者的护理常规 …………………… 15

　第五节　昏迷患者的护理 ………………………… 19

　第六节　休克患者的护理 ………………………… 28

　第七节　呕血患者的护理 ………………………… 37

　第八节　咯血患者的护理 ………………………… 44

　第九节　抽搐与惊厥患者的护理 ………………… 52

　第十节　中暑患者的护理 ………………………… 56

　第十一节　烧伤患者的护理 ……………………… 62

　第十二节　淹溺患者的护理 ……………………… 67

　第十三节　电击伤患者的护理 …………………… 73

第二章　常见危重症的急救护理 ………………………… 80

　第一节　急性心肌梗死的急救护理 ……………… 80

　第二节　急性冠脉综合征的急救护理 …………… 87

　第三节　急性心力衰竭的护理 …………………… 94

第四节　急性呼吸窘迫综合征的护理 ………… 99

第五节　急性呼吸衰竭的急救护理 ………… 104

第六节　急性上消化道出血的急救护理 ……… 110

第七节　急性胰腺炎的急救护理 ………… 117

第八节　肝性脑病的急救护理 ………… 124

第九节　急性肾衰竭的急救护理 ………… 132

第十节　胆石症的急救护理 ………… 138

第十一节　肠梗阻的急救护理 ………… 146

第十二节　多发伤的急救护理 ………… 154

第十三节　破伤风的急救护理 ………… 162

第十四节　异位妊娠的急救护理 ………… 169

第十五节　高血压危象的急救护理 ………… 177

第十六节　甲状腺危象的急救护理 ………… 183

第十七节　糖尿病酮症酸中毒的急救护理 …… 188

第十八节　糖尿病非酮症高渗昏迷的急救
　　　　　护理 ………… 196

第十九节　低血糖危象的急救护理 ………… 202

第三章　急性中毒的急救护理 ………… 209

第一节　急性中毒概述 ………… 209

第二节　急性中毒的急救原则 ………… 216

第三节　常见急性中毒的原因与类型 ………… 220

第四节　有机磷中毒的急救护理 ………… 222

第五节　一氧化碳中毒的急救护理 ………… 233

第六节　乙醇中毒的急救护理 ………… 242

第七节　百草枯中毒的急救护理 …………… 249

第八节　毒菇中毒的急救护理 ……………… 257

第九节　蛇咬伤中毒的急救护理 …………… 262

**第四章　急诊预检分诊** …………………… 268

第一节　概述 ………………………………… 268

第二节　急诊预检分诊原则 ………………… 270

第三节　急诊预检分级诊疗制度 …………… 272

第四节　急诊绿色通道的建立 ……………… 273

第五节　急诊预检分诊的评估方法 ………… 289

第六节　急诊预检分诊护士的设置 ………… 292

第七节　国内外急诊分诊模式与设置 ……… 295

**第五章　突发公共卫生事件的应急处理** … 298

第一节　突发公共卫生事件概述 …………… 298

第二节　突发公共卫生事件的急救原则 …… 304

第三节　突发事件的物质准备和管理 ……… 309

第四节　突发事件的应对人员管理与培训 … 314

第五节　灾害事故的应急处理 ……………… 316

第六节　重大传染病暴发的应急处理 ……… 326

第七节　自然灾害的应急处理 ……………… 330

# 第一章　常见急症的急救护理

## 第一节　呼吸困难患者的急救护理

### 一、定义

呼吸困难指患者主观感觉空气不足、呼吸费力，客观表现为呼吸活动用力，呼吸频率、深度与节律异常。临床上呼吸困难主要由呼吸系统疾病和循环系统疾病引起。

### 二、发病机制

呼吸困难的发病机制大致可以分为呼吸系统疾病、循环系统疾病、各种中毒、神经精神性疾病和血液病这五大类。呼吸系统疾病主要为气道梗阻，肺部疾病，胸廓、胸壁、胸膜腔疾病，神经肌肉疾病和膈运动障碍。循环系统疾病包括心脏衰竭、心脏压塞、肺栓塞和原发性肺动脉高压。中毒包括糖尿病酮症酸中毒和各种药物中毒。神经精神性疾病主要是脑部的各种器质性病变和精神因素引起的呼吸障碍。血液病包括中度贫血、高铁

笔记：

血红蛋白血症、硫化血红蛋白血症。

### 三、临床表现

1. 肺源性呼吸困难

主要包括吸气困难、呼气困难和混合性呼吸困难。吸气困难表现为吸气过程费力，重者出现三凹征，即吸气时胸骨上窝、两侧锁骨上窝、肋间隙出现明显凹陷，伴有高度吸气性喉鸣。三凹征主要由于呼吸肌极度用力，胸腔负压增加所致。常见于喉部、气管、大支气管的狭窄与阻塞。呼气困难表现为呼气时间延长，常伴有哮鸣音。主要见于支气管哮喘，慢性阻塞性肺气肿等疾病所致的小支气管痉挛、狭窄。混合性呼吸困难表现为吸气、呼气均感费力，常伴有呼吸音减弱或消失。主要见于重症肺炎、弥漫性肺间质纤维化、大面积肺不张、气胸等疾病导致肺部呼吸面积减少、肺换气功能受损。

2. 心源性呼吸困难

主要由心脏衰竭引起。患者表现为混合性呼吸困难，活动时呼吸困难出现或加重，休息时减轻或消失，卧位加重，坐位或立位时减轻。急性左心衰竭时，常出现阵发性呼吸困难，重者端坐呼吸，面色发绀、大汗、有哮鸣音，咳浆液性粉红色泡沫痰，心率加快，可有奔马律。此种呼吸困难称心源性哮喘。

3. 中毒性呼吸困难

笔记：

吗啡类、巴比妥类，有机磷杀虫药，一氧化碳、亚硝酸盐和苯胺类、氰化物等药物中毒时，可引起呼吸困难。

4. 神经精神性呼吸困难

神经性呼吸困难慢而深。精神性呼吸困难往往快而浅，伴有叹息样呼吸。

5. 血源性呼吸困难

血液病患者常表现为呼吸浅、心率快。

### 四、急救原则

1. 一旦出现呼吸困难，应首先保持气道通畅。

2. 应使患者保持安静，避免情绪紧张以防加重呼吸困难。

3. 取半卧位或坐位。

4. 立即给患者吸氧。

5. 立即建立静脉通路，遵医嘱用药。

6. 持续监测生命体征。

### 五、辅助检查

1. 实验室检查

血常规、尿常规、血糖、血气分析、尿素氮、肌酐、尿糖、尿酮体等检查，有助于呼吸系统疾病、血液系统疾病、泌尿系统疾病的诊断。

2. 特殊检查

笔记：

胸部 X 线、心电图、超声心动、心血管造影等检查；可选择性进行肺功能检查、纤维支气管镜、肺血管造影、头颅 CT 或 MRI 等。

## 六、护理评估

1. 病史

（1）患者有无心肺疾病、胸廓疾病、血液病、结缔组织病、糖尿病、颅脑病变、肌无力等病史。

（2）患者的职业有无接触粉尘、石棉；有无接触化学毒物如一氧化碳、亚硝酸盐等导致的急性中毒；有无吸入刺激性变应原导致的哮喘等。

2. 身心状况

（1）吸气性呼吸困难：上呼吸道狭窄，哮鸣音高，出现三凹征；异物、肿瘤、水肿等导致的气管狭窄。

（2）呼气性呼吸困难：下呼吸道广泛支气管痉挛，出现哮鸣音高；肺泡弹性减弱，小支气管痉挛如支气管哮喘，慢性阻塞性肺疾病等。

（3）混合性呼吸困难：见于重症肺炎，大量胸腔积液。

（4）患者意识：烦躁不安，注意力不集中，焦虑，紧张甚至恐惧。

## 七、护理措施

1. 一般护理

笔记：_____

_____

_____

（1）保持温湿度适宜，空气洁净清新，避免和去除诱发因素。

（2）遵医嘱吸氧。

（3）根据病情取坐位或半卧位，以改善通气。

（4）观察神志，呼吸频率、深浅，皮肤黏膜，水、电解质及酸碱平衡情况。

（5）对于烦躁不安的患者慎用镇静剂，以防引起呼吸抑制。

（6）去除紧身衣和厚重被服，减少胸部压迫感。

2. 急救护理

（1）病情观察：①密切观察患者生命体征及神志变化。②观察尿量，并记录 24 小时出入量。

（2）急救处理：①一旦出现呼吸困难，应首先保持气道通畅。②取半卧位或坐位。③立即给患者吸氧。④立即建立静脉通路，遵医嘱用药。⑤备好吸痰器和气管插管等抢救物品，以备机械通气辅助呼吸。

**八、健康指导**

向患者宣教引起呼吸困难的病因及诱因，以便使患者更好地预防和保健；指导患者进行正确、有效的呼吸功能训练；合理安排休息和活动，合理饮食，戒烟戒酒，保持情绪稳定；配合氧疗或机械通气。

（袁　诚）

笔记：

# 第二节　发热患者的急救护理

## 一、定义

发热指各种原因引起机体体温调节中枢功能障碍时，体温升高超出正常范围。按照发热的高低，可分为：①低热：37.4～38℃。②中度发热：38.1～39℃。③高热：39.1～41℃。④超高热：41℃以上。见于各种全身性和局部性感染以及多种肺感染性疾病。

## 二、发病机制

在正常情况下，人体的产热和散热保持着动态平衡。由于各种原因导致产热增加或散热减少，则出现发热。目前对其机制尚未完全阐明，一般认为是由于致热源作用于体温中枢，通过致热源对下丘脑温度调节中枢的刺激，经温度调定点水平提高（调定点上移），体温调节中枢必须对体温加以重新调节发出冲动，并通过垂体内分泌因素使代谢增加或通过运动神经使骨骼肌阵挛（临床表现为寒战），使产热增加；另外，通过交感神经是皮肤血管及竖毛肌收缩停止排汗，减少散热。这一综合调节作用使得产热大于散热，体温升高引起发热。致热源包括外源性致热源（来自体外的各种微生物病原体及其产物）和内源性致热源（来自白细胞又称白细胞致

笔记：

热源)。

### 三、临床表现

**1. 体温上升期**

这个时期产热大于散热，主要表现有皮肤苍白、畏寒、寒战及皮肤干燥。

**2. 高热持续期**

在此期中体温已达到或略高于上移的体温调定点水平，产热与散热过程在较高水平保持相对平衡，寒战消失；皮肤发红并有灼热感；呼吸加快变深；开始出汗并逐渐增多；心率加快；头痛、头晕、食欲不振、全身不适、软弱无力。

**3. 退热期**

特点是散热大于产热，体温恢复至正常水平；主要临床表现有皮肤潮湿、大量出汗。

### 四、急救原则

**1. 病因处理**

针对病因处理发热是解决发热的根本办法。如感染性发热可根据感染源不同选择有效药物进行治疗；脱水的患者积极进行补液；发生药物反应导致的发热应立即停用药物并进行抗过敏治疗等。

**2. 降温处理**

除非高热以及患者严重不适、强烈要求外，通常可

笔记：

不急于使用解热药等药物，但一定要告知患者，取得患者的理解。而对于高热患者必须进行降温处理。

## 五、辅助检查

1. 血液检查
白细胞计数及分类、血培养等。
2. 尿液检查
3. 放射学检查

## 六、护理评估

1. 病史
（1）询问发热起病的缓急、病程的长短及起病诱因和加重或缓解的因素。
（2）询问热度和发热的特点，热型对诊断和鉴别诊断有帮助。
2. 身心状况
（1）寒战：常见于大叶性肺炎、败血症、疟疾等急性感染性疾病，药物热、输液或输血反应。
（2）淋巴结肿大：常见于风疹、淋巴结结核、白血病、淋巴瘤等。
（3）肝脾大：常见于病毒性肝炎、疟疾、结缔组织病、白血病、淋巴瘤等。
（4）昏迷：先发热后昏迷常见于流行性乙型脑炎、流行性脑脊髓膜炎、中毒性菌痢及中暑等；先昏迷后发

笔记：

热常见于脑出血、巴比妥类药物中毒。

（5）皮疹：常见于麻疹、猩红热、风疹、斑疹、伤寒、结缔组织病、药物热等。

## 七、护理措施

1. 一般护理

（1）降低体温：①物理降温，分局部和全身冷疗两种方法。局部冷疗采用冷毛巾、冰袋、化学制冷袋，通过热传导方式散热；全身冷疗可采用温水擦拭、酒精擦拭，达到降温的目的。②药物降温，使用药物使机体蒸发散热而达到降温目的。

（2）加强病情观察：①观察生命体征，定时测量体温。②观察是否出现寒战、淋巴结肿大、出血、关节痛及意识障碍等症状。③观察发热的原因及诱因有无解除。④观察出入量。

（3）补充营养和水分：给予高热量、高蛋白、高维生素、易消化的流质或半流质食物；多饮水。

（4）心理护理：①体温上升期患者发冷，可能出现寒战，此时患者会出现紧张不安、害怕等心理反应，护理应经常探视患者，给予精神安慰。②高热持续期应注意尽量解除患者各种不适，合理满足患者的各种要求。③退热期应满足患者舒适的心理，注意清洁卫生，及时补充营养。

2. 急救护理

笔记：

（1）病情观察：①密切观察患者生命体征及神志变化。②观察尿量，并记录 24 小时出入量。

（2）退热处理：①立即建立静脉通路，遵医嘱用药。②立即给患者吸氧。③采用物理降温或药物降温或两种方法同步降温。④定期监测体温。

**八、健康指导**

（1）卧床休息，保持床单位清洁。

（2）多饮水，多吃清淡易消化的流质或半流质食物，不要吃油腻辛辣食物。

（3）出汗多时要及时更换衣裤、床单。

（4）定时检测体温。

（5）保持口腔清洁。

（袁　诚）

# 第三节　腹痛患者的急救护理

**一、定义**

腹痛是由于各种原因引起的腹腔内外脏器的病变，而表现在腹部的疼痛，分为急性与慢性腹痛。

**二、发病机制**

1. 内脏性腹痛

笔记：

腹内某一器官受到刺激,信号经交感神经通路传入脊髓。

**2. 躯体性腹痛**

来自腹膜壁层及腹壁的痛觉信号,经体神经传入脊神经根反映到相应脊髓节段所支配的皮肤。

**3. 牵涉痛**

又称感应痛,腹部脏器引起的疼痛,刺激经内脏神经传入,影响相应脊髓节段而定位于体表。

### 三、临床表现

可根据不同的部位和性质以及程度表现不同进行分类。

**1. 根据腹痛部位分类**

(1) 中上腹部:胃、十二指肠疾病,急性胰腺炎。

(2) 右上腹:胆囊,肝脏疾病;脐周:小肠疾病。

(3) 右下腹:急性阑尾炎。

(4) 左下腹:结肠疾病。

(5) 下腹部:膀胱炎、妇科急腹症。

(6) 弥漫性:急性弥漫性腹膜炎。

**2. 根据腹痛性质分类**

(1) 胃、十二指肠溃疡穿孔:突发剧烈刀割样痛、烧灼样痛。

(2) 急性胃炎、急性胰腺炎:持续性剧痛,阵发性加剧。

*笔记:* ......................................................

......................................................

......................................................

（3）胆道蛔虫症：阵发性剑突下钻顶样痛。

（4）急性弥漫性腹膜炎：持续性、广泛性剧烈腹痛。

## 四、急救原则

1. 腹痛发作时应先针对病因和发作机制进行治疗。

2. 病因未明时慎用镇痛剂，尤其是麻醉性镇痛剂，以免掩盖病情，延误诊断。

3. 急性腹痛伴大量呕吐、腹泻时，应注意补充体液；需要紧急手术的，在术前应纠正水电解质紊乱。

4. 对于不具有外科指征的腹痛又伴有明显精神因素患者，除治疗原发病外，必要时结合暗示治疗，慎用镇痛剂，以免成瘾。

## 五、辅助检查

1. 了解患者的病史和腹痛的特点。

2. 体格检查

视诊、触诊、叩诊、听诊、直肠指诊。

3. 实验室检查

血、尿、便常规。

4. X 线检查

5. 超声检查

6. 腹部 CT、MRI 及血管造影检查

7. 消化内镜检查

笔记：.............................................................

..............................................................................

..............................................................................

## 六、护理评估

### 1. 病史

胆绞痛与肾绞痛者以往曾有类似发作史。有腹腔手术史者有肠粘连的可能。有心房纤颤史的则要考虑肠系膜血管栓塞等等。

### 2. 身心状况

（1）年龄层次：儿童腹痛常见的病因是蛔虫症、肠系膜淋巴结炎与肠套叠等。青壮年则多见溃疡病、肠胃炎、胰腺炎。中老年则多胆囊炎、胆结石。此外还需注意消化系统肿瘤与心肌梗死的可能性。肾绞痛较多见于男性。而卵巢囊肿扭转、黄体囊肿破裂则是妇女急腹症的常见病因，如系育龄期妇女则应考虑宫外孕。

（2）起病情况：起病隐袭的多见于溃疡病、慢性胆囊炎、肠系膜淋巴结炎等。起病急骤的则多见于胃肠道穿孔、胆道结石、输尿管结石。肠系膜动脉栓塞、卵巢囊肿扭转、肝癌结节破裂、异位妊娠破裂等。发病前曾饱餐或进过量脂肪餐的应考虑胆囊炎和胰腺炎的可能。

## 七、护理措施

### 1. 一般护理

（1）患者发病时，给予心理支持，有利于增强患者对疼痛的耐受性。

笔记：

（2）观察并记录患者腹痛的部位、性质和程度，以助于临床诊断。

（3）遵医嘱用药。

（4）急性剧烈腹痛诊断未明时，不可随意使用镇痛药物，以免掩盖症状，延误病情。

（5）协助患者卧床取舒适体位，加强巡视，随时了解和满足患者所需，做好生活护理。

2. 急救护理

（1）病情观察：①密切观察患者生命体征及神志变化。②观察尿量，并记录24小时出入量。

（2）急救处理：①建立静脉通路，维持水、电解质平衡。②腹痛待查时，慎用镇痛药，以防掩盖病情，延误诊断。③腹痛确诊时，遵医嘱用药。④急腹症患者应禁食，有梗阻症状者给予胃肠减压。⑤出现腹膜刺激征或休克时，应迅速采取必要措施或及时做好术前准备并进行手术。

## 八、健康指导

科学合理的饮食，避免暴饮暴食，避免过量运动，保持大小便通畅。

（袁　诚）

笔记：

# 第四节　腹泻患者的护理常规

## 一、定义

腹泻是一种常见症状，指排便次数明显超过平日习惯的频率，排便次数增多（3 次/天以上），粪质稀薄，水分增加，每日排便量超过 200g，或含未消化食物或脓血、黏液。腹泻常伴有排便急迫感、肛门不适、失禁等症状。可根据个体排便习惯确定是否有腹泻。

## 二、发病机制

### 1. 分泌性腹泻

由胃黏膜分泌过多的液体而引起。霍乱弧菌外毒素引起的大量水样腹泻即属于典型的分泌性腹泻。

### 2. 渗透性腹泻

肠内容物渗透压增高，阻碍肠内水分与电解质的吸收而引起的腹泻，如乳糖酶缺乏，乳糖不能水解即形成肠内高渗，或因服盐类泻药或甘露醇等。

### 3. 渗出性腹泻

因黏膜炎症、溃疡、浸润性病变致血浆、黏液、脓血渗出所致的腹泻，见于各种炎症。

### 4. 吸收不良性腹泻

由肠黏膜的吸收面积减少或吸收障碍所引起，如小

笔记：_____

_____

_____

肠大部分切除、吸收不良综合征等。

5. 动力性腹泻

肠蠕动亢进致肠内食物停留时间少，未被充分吸收而引起的腹泻，如肠炎、胃肠功能紊乱及甲状腺功能亢进症等。

### 三、临床表现

1. 腹泻的粪便症状

腹泻患者的排便次数及粪便性状也有所区别。急性腹泻患者每天排便次数可达 10 次以上，粪便量多而稀，细菌感染导致的腹泻，初为水样，粪便中常带血及脓液。而当粪便呈果酱样时，则考虑为阿米巴痢疾。

2. 腹泻的胃肠道症状

若便意频繁，且排便量不多，伴有里急后重的感觉，则考虑为直肠或乙状结肠的病变。若是小肠病变，则无里急后重感。若腹痛多为下腹或左下腹痛，且排便后腹痛可减轻，则腹泻往往为直肠或乙状结肠病变所致。小肠病变导致的腹泻，疼痛多发生在脐周，且疼痛不随排便缓解。分泌性腹泻一般无腹痛的症状。

3. 腹泻的伴随症状

腹泻可伴发热，可见于存在急性细菌性痢疾、伤寒或副伤寒、结肠癌、肠结核、小肠恶性淋巴瘤、克罗恩病、非特异性溃疡性结肠炎急性发作期、败血症、病毒性肠炎、甲状腺危象等病症的患者。

笔记：

### 四、辅助检查

1. 粪便

便常规检查是诊断急慢性腹泻病因的最重要步骤，黏液脓血便一般在病变累及左侧结肠和直肠时出现。便培养是发现致病微生物的重要检查。

2. 血常规和生化检查

可了解有无贫血、白细胞增多、红细胞沉降率加快，以及电解质和酸碱失衡及糖尿病的情况。

3. X线检查

X线钡餐检查和腹部平片一般用来检查胃肠道病变、肠道动力状态等。

4. 血管造影和CT

是诊断消化系统肿瘤最有价值的检查方法。

5. 其他

包括内镜和活组织病理检查；小肠吸收功能试验；血清及尿中胃肠道激素与化学物质测定等。

### 五、护理评估

1. 腹泻发生时间、原因或诱因、病程的长短；粪便性状、次数、量、气味和颜色；有无腹痛及疼痛发生的部位，有无里急后重、恶心、呕吐、发热等伴随症状；有无口渴、疲乏无力等失水表现。

2. 急性严重腹泻患者，应观察患者的一般生命体征、

笔记：

神志、尿量、皮肤弹性等情况，注意患者有无电解质紊乱、酸碱失衡、血容量减少的症状表现。慢性腹泻患者，应注意患者身体营养状况，有无消瘦、贫血的体征。

3. 其他还包括有无腹胀、腹部包块、压痛，肠鸣音有无异常。肛周有无因排便频繁及粪便刺激，引起的肛周皮肤炎症。

4. 注意正确采集新鲜便标本并及时送检。

### 六、护理措施

1. 腹泻

（1）注意监测排便的情况、伴随症状、生命体征及生化指标。

（2）急性腹泻、全身症状明显的患者注意休息，腹部保暖。热敷可减少肠道运动，减少排便次数，有利于缓解腹痛等症状。可使慢性轻症者适当活动。

（3）饮食：少渣、易消化食物为主，应避免生冷、纤维多、辛辣等刺激性的食物。急性腹泻患者应根据病情和医嘱，给予禁食、流食、半流食或软食。

（4）药物：用止泻药时注意观察患者排便情况，腹泻得到控制时及时停药；注意使用解痉镇痛药时出现口干、视物模糊、心动过速等不良反应。

（5）皮肤：频繁排便时，粪便的持续性刺激会导致肛周皮肤损伤，引起糜烂及感染。排便后应用温水清洗肛周，保持肛周清洁干燥，必要时涂抹无菌凡士林或抗

笔记：

生素软膏保护肛周皮肤或促进损伤处愈合。

2. 有体液不足的危险

急诊患者应动态观察患者液体平衡状态，监测生命体征、神志、尿量的变化；有无口渴、口唇干燥、皮肤弹性下降、尿量减少、神志淡漠等脱水表现；有无肌肉无力、心律失常等低钾血症的表现；监测生化指标的变化。

遵医嘱及时给予液体、电解质、营养物质的补充。严重腹泻、伴恶心呕吐、禁食或全身症状显著者应选择静脉补水和电解质；注意输液速度的调节，老年患者尤其应当及时补液并注意输液速度（老年人易因腹泻发生脱水，也易因输液速度过快引起循环衰竭）。

### 七、健康指导

1. 发生腹泻应及时就医，明确病因后配合治疗。
2. 慢性腹泻的患者注意饮食的种类及规律。
3. 注意饮食卫生，改善饮用水卫生。
4. 注意饮食卫生，存放食物。

（韩明宇）

## 第五节　昏迷患者的护理

### 一、定义

昏迷是多种疾病导致的严重意识障碍，是一种病理

笔记：

性睡眠状态。昏迷的发生，提示患者的脑皮质功能发生了严重障碍。主要表现为意识丧失、运动、感觉、反射和自主神经运动功能障碍，对外界的刺激的反应迟钝或丧失，但患者生命体征和体温尚存在。

**二、发病机制**

昏迷是由于不同的病因影响了脑干网状结构上的激活系统，阻断了它的投射功能，不能维持大脑皮质的兴奋状态，或是大脑皮质层受到病变严重而广泛损害，或两者均同时受到病损害所致。

**三、临床表现**

医学上将昏迷的程度分为以下几种。

1. 轻度昏迷

患者偶有不自主的自发动作。对疼痛刺激有躲避反应或痛苦表现，但不能回答问题或执行简单命令。患者的各种反射（如吞咽反射、角膜反射、咳嗽反射及瞳孔反射等）存在，偶可减弱，腱反射存在。同时呼吸、脉搏、血压大多正常。部分患者有大小便潴留或失禁。

2. 中度昏迷

患者自发动作少，对各种刺激均无反应，眼球无转动，脑干反射弱，腱反射存在。有大小便潴留或失禁。生命体征可有改变，并可出现病理反射。

3. 重度昏迷

笔记：
.............................................................................
.............................................................................
.............................................................................

患者肌张力减低，无任何自主动作，一切反射消失，对外界一切刺激均无反应，可有去大脑强直现象。大小便失禁，偶有尿潴留。呼吸不规则，血压下降。

4. 过度昏迷

患者在深昏迷的基础上出现体温低而不稳定，脑干反射功能丧失，瞳孔散大固定，自主呼吸功能丧失，需要人工辅助呼吸，血压亦需用升压药维持，脑电图呈电静息，TCD 检查表现无脑血流。过度昏迷是"脑死亡"的临床表现。

**四、急救原则**

1. 保持呼吸道通畅

昏迷者应取侧卧头低位或平卧位头偏向一侧。观察患者气道通畅程度，及时吸痰，以防止气道梗阻。注意观察患者的呼吸，必要时行气管插管或气管切开，并持续给予氧气吸入。呼吸抑制者给予中枢兴奋剂，呼吸停止者给予人工辅助通气。

2. 密切观察病情变化

根据患者病情严重程度，定时观察意识、瞳孔、体温、脉搏、呼吸及血压的变化。昏迷初期，应每 15~30 分钟测量一次；病情稳定后可每 4 小时测量一次，并应及时准确记录测定结果及昏迷和清醒的时间。

3. 对症处理

（1）降低颅内压，消除脑水肿：20% 甘露醇 250ml

笔记：

快速静脉滴注,每日4~6次。

(2)低温冬眠疗法,降低脑耗氧量:低温冬眠疗法不仅可降低脑耗氧量及代谢率,还可提高脑对缺氧的耐受性。通常用氯丙嗪50mg或哌替啶100mg,分次肌内注射或静脉滴注。

(3)促进脑功能恢复:给予胞二磷胆碱、维生素C及脑活素等促进脑细胞功能恢复的药物。

4.病因治疗

(1)休克的患者,应首先纠正休克,给予患者保暖,静脉补充液体,保持有效微循环,必要时应用抗休克药物。

(2)药物中毒者应及时催吐、洗胃、导泻及大量输液,以促进毒物的排除。

(3)颅内占位患者如有手术指征应尽快给予手术治疗。

(4)严重感染性疾病应及时应用抗生素,必要时进行药敏试验以提高疗效。

(5)低血糖性昏迷患者,应及时静脉注射高渗葡萄糖;高血糖性昏迷者,及时给予胰岛素治疗。

(6)脑血管意外应首先判断是脑梗死或出血,再分别对应进行处理。

5.维持水、电解质及酸碱平衡

定期监测电解质及血气分析,及时补充钾、钠等离子,防止水、电解质及酸碱失衡。

笔记:

## 五、辅助检查

确认是否昏迷的检查并不困难，只要给予患者一定的刺激，如反复轻拍患者同时呼唤其姓名，若患者无反应，同时有呼吸心跳，便可做出昏迷的诊断。确认导致昏迷病因的检查繁多，要根据具体情况实施和甄别。

## 六、护理评估

1. 病史收集

（1）发病特点：询问发病的急缓过程及持续时间。起病急而持久者，多见于脑血管意外、急性一氧化碳中毒、肝性脑病、肺性脑病及颅内占位性病变等；起病急、持续时间短者，多见于轻度脑外伤、癫痫、高血压脑病及一过性脑供血不足等。

（2）伴随症状：昏迷伴有脑膜刺激症状，常见于蛛网膜下腔出血、乙型脑炎和脑膜炎等；伴有头痛、呕吐和偏瘫则多见于颅脑外伤、急性脑血管疾病和脑占位病变；伴有体温过低，可见于休克、药物中毒和周围循环衰竭等；伴有抽搐常见于癫痫、子痫和高血压脑病等。

（3）发病年龄和季节：中老年患者有高血压病史者，多见于脑出血；脑血管畸形好发于青壮年；年幼者并在春季发病多以流行性脑炎为主；夏秋季通常为中毒型痢疾和乙脑等多见。

（4）患者情况及生活情况：询问患者有无工作、生

笔记：

活等精神刺激因素及有无口服安眠药习惯等。

（5）发病现场情况：现场有无安眠药、农药的遗留；发现有高压电线断落等触电因素时应考虑为电击伤所致。

（6）既往史：了解患者既往有无高血压、糖尿病、癫痫和心、脑、肝、肾等重要器官的疾病病史，以确定引起昏迷的原发病。

2. 昏迷程度的判断

格拉斯哥量表（GCS）的使用：GCS 分级记分法根据患者的眼睛、语言和运动对刺激的不同反应给予评分，从而对患者的意识状态进行判断。最高分 15 分，表示意识清楚；8 分以下为昏迷；最低分 3 分为深度昏迷。判断方法是对患者睁眼、语言和运动 3 种反应予以测量并记录，再将各种反应的分值相加，求其总和。

3. 生命体征的观察

（1）体温：体温升高常见于感染性疾病，如脑炎等。中枢性高热表现为持续性体温升高，无寒战，常见原因为低血糖及巴比妥类药物中毒等。

（2）脉搏：昏迷时脉搏变慢见于颅内压增高，增快可见于感染性疾病。脉搏先慢后快伴血压下降，可考虑脑疝压迫脑干，延髓生命中枢衰竭，提示预后不良。

（3）呼吸：呼吸异常为重症昏迷的表现之一。呼吸性酸中毒表现为呼吸深大，如败血症和严重缺氧等；呼吸缓慢，多见于颅内压增高及碱中毒患者；呼吸过慢且

笔记：

伴叹息样呼吸，则提示吗啡或巴比妥中毒。

（4）血压：脑出血、高血压脑病和子痫等患者血压显著增高；血压急剧下降则见于休克、心肌梗死、糖尿病性昏迷及镇静安眠药中毒等。

4. 神经系统检查

（1）瞳孔：双侧瞳孔散大见于濒死状态及阿托品类药物中毒等；吗啡类药物、巴比妥类药物、有机磷农药中毒及脑桥出血等双侧瞳孔缩小。一侧瞳孔散大常见于脑血管意外、动眼神经麻痹及小脑幕切迹疝等；脑疝发生的早期及预交感神经麻痹则表现为一侧瞳孔缩小。

（2）眼底：颅内肿瘤、血肿、高血压脑病及其他致颅内压增高的疾病，均可出现眼底变化。视网膜广泛渗出或出血多见于糖尿病、尿毒症、血液病及高血压脑病。

（3）脑膜刺激征：蛛网膜下腔出血、脑膜炎和脑炎时可见脑膜刺激征阳性。

（4）角膜反射：通过角膜反射存在与否可以判断昏迷的程度。浅昏迷时，角膜反射存在；中度昏迷时，角膜反射减弱；深昏迷时，角膜反射消失。

（5）运动功能：大脑半球病变常出现对侧偏瘫；急性脑脊髓受损可出现肌张力降低；基底节和内囊病变可出现肌张力增高；代谢性脑病和肝性脑病常见扑翼样震颤或多灶性痉挛。

（6）反射及病理征：脑局限性病变表现为单侧角膜

笔记：

反射、腹壁反射及提睾反射减弱或消失，同时深反射亢进或出现病理征等；昏迷患者呈双侧对侧性改变。

5. 一般病情观察

（1）注意皮肤黏膜的改变：皮肤发绀提示缺氧；一氧化碳中毒时皮肤呈樱桃红色；皮肤淤斑见于细菌性或真菌性败血症、流脑和血小板减少性疾病；肾上腺皮质功能减退可见皮肤色素沉着。

（2）呼吸气味异常：糖尿病昏迷患者呼吸有烂苹果味；呼气有氨味则表示为尿毒症患者；有机磷农药中毒患者呼气有大蒜味；呼气肝臭味提示为肝性脑病患者等。

## 七、护理措施

1. 一般护理

（1）口腔护理：每天定时进行口腔护理，注意观察有无口腔感染，黏膜有无溃疡，并及时给予对症处理。

（2）预防合并肺部感染：定时翻身拍背，每 2~4 小时一次。及时清除痰液，以防分泌物及呕吐物误吸入呼吸道，定时更换吸氧管，以保持清洁和通畅。

（3）预防压疮：定时翻身，每 2 小时一次，必要时30 分钟一次，按摩身体受压部位，保持患者的皮肤及床铺的清洁干燥。

（4）留置尿管的护理：注意保持尿道口清洁，每天消毒，保持尿管通畅，避免扭曲受压。观察并记录尿量

笔记：

和性质，发现感染征象及时处理。

2. 急救护理

（1）迅速清理呼吸道，保持气道通畅，加之昏迷的患者咳嗽和吞咽反射障碍，呼吸道分泌物、呕吐物及其他异物易堵塞呼吸道，所以应采取正确体位，及时清除呼吸道异物。

（2）建立静脉通路，维护循环功能，在血糖未知的情况下，应选择生理盐水迅速建立静脉通路，有条件的可以快速检测血糖以便指导用药。

（3）迅速控制外出血，保护脊髓，昏迷多见于脑外伤引起，应迅速控制出血，尽量减少不必要的搬动，必要时应保持头部在中间位置，严禁弯曲转动患者身体和头部。

（4）处理脑水肿，保护脑功能，使用脱水剂的原则是患者有正常的循环功能和肾功能，同时要注意患者电解质平衡。

（5）严密监护，做好记录，每半小时测量血压，必要时随时测量。

### 八、健康指导

1. 长期昏迷的患者，并发症的预防非常重要。因此，护士应培训家属及陪护人员，做好对患者的口腔、眼睛、皮肤及消化系统、泌尿系统的护理，防止并发症的发生。

笔记：

2. 指导患者进行被动肢体功能锻炼，以防止关节僵化和肌肉萎缩，并教会家属及陪护人员，使其积极配合治疗。

3. 指导家属对长期昏迷的患者实施呼唤护理，以促进意识的恢复。

（韩明宇）

# 第六节　休克患者的护理

## 一、定义

休克指机体有效循环血容量减少、组织灌注不足、细胞代谢紊乱和功能受损的病理过程，它是一个由多种病因引起的综合征。休克本身并不是一个独立的疾病，而是由多种原因导致一个共同的病理生理过程。现代观点将休克视为一个序贯性事件，是一个从亚临床阶段的组织灌注不足向多器官功能障碍或衰竭发展的连续过程。所以不同的阶段应采取相应的防治措施。

## 二、发病机制

休克是一个有着复杂病理生理过程的临床综合征。虽然休克病因各异，类型不一，临床表现也不尽相同，但其本质相同，即休克发生后机体重要器官微循环处于低灌注状态，导致细胞缺血缺氧，细胞代谢异常，继续

笔记：

发展可导致细胞损害、代谢紊乱，组织结构损伤，重要器官功能失常，最终出现 MODS。

### 三、病理生理

1. 微循环的变化

（1）微循环收缩期：休克早期，有效循环血容量减少时，血压下降，组织灌注不足，细胞缺氧，交感神经兴奋，大量儿茶酚胺释放，外周血管收缩，回心血量增加，重要脏器心、脑的血流量不减少，从而保证重要脏器的血液供应。若能在此时去除病因积极复苏，休克常较容易得到纠正。

（2）微循环扩张期：休克继续进展，流经毛细血管的血流量进一步减少，细胞因严重缺氧处于无氧代谢状态，产生大量酸性代谢产物，炎性介质释放，大量血液淤滞在毛细血管，毛细血管静水压升高，通透性增加，血浆外渗，引起血液浓缩，进一步降低回心血量，致心排血量继续下降，心、脑等重要脏器灌注不足，临床上患者表现为血压进行性下降，意识模糊、发绀和酸中毒。

（3）微循环衰竭期：病情继续发展，细胞处于严重缺氧和缺乏能量状态，细胞内溶酶体膜破裂，溶酶体内多种酸性水解酶溢出，引起细胞自溶。最终引起大片组织乃至多个器官功能受损。

2. 代谢改变

笔记：

（1）代谢性酸中毒：组织灌注不足，细胞缺氧，葡萄糖无氧酵解，产生酸性代谢产物，肝脏灌注量减少，处理酸性代谢产物的能力下降，出现代谢性酸中毒。

（2）血糖升高：休克时，机体处于应激状态，儿茶酚胺大量释放，胰高血糖素增多，抑制胰岛素分泌，使血糖水平升高。

（3）多器官损害：应激状态下，蛋白质作为底物被消耗，当具有特殊功能的酶类蛋白质被消耗后，则不能完成复杂的生理过程，进而导致多器官功能障碍综合征。

3. 内脏器官继发性损害

内脏器官持续处于缺血、缺氧，组织细胞可发生变性、坏死，导致脏器功能障碍，甚至衰竭。

**四、临床表现**

按照休克病程演变可分为休克代偿期和休克抑制期，或称为休克早期或休克期，见表1-1。

笔记：

表 1-1 休克的临床表现和程度

|  | 轻度 | 中度 | 重度 |
|---|---|---|---|
| 神志 | 神志清楚伴有痛苦表情，精神紧张 | 神志尚清楚，表情淡漠 | 意识模糊，甚至昏迷 |
| 口渴 | 口渴 | 很口渴 | 非常口渴，可能无主诉 |
| 皮肤色泽 | 开始苍白 | 苍白 | 显著苍白，肢端青紫 |
| 皮肤温度 | 正常，发凉 | 发冷 | 厥冷（肢端明显） |
| 脉搏 | 100 次/分钟以下，尚有力 | 100~200 次/分钟 | 速而细弱，或模糊不清 |
| 血压 | 收缩压正常或稍升高，舒张压升高，脉压缩小 | 收缩压为 70~90 mmHg，脉压小 | 收缩压在 70mmHg 以下或测不到 |
| 体表血管 | 正常 | 表浅静脉塌陷，毛细血管充盈迟缓 | 毛细血管充盈非常迟缓，表浅静脉塌陷 |
| 尿量 | 正常 | 少尿 | 少尿或无尿 |

## 五、急救原则

迅速恢复有效循环血量的同时，及早发现病因，是治疗休克的重中之重，早期的干预和处理可以防止其他器官出现功能障碍。

1. 一般急救措施

笔记：

........................................................................

........................................................................

........................................................................

创伤、活动性大出血的患者控制出血，防止血液继续丢失。保持呼吸道通畅，及时清除口鼻腔内的血液、呕吐物等，早期给予鼻导管或面罩吸氧。低体温者给予加盖被等措施保暖。

2. 早期液体复苏

一旦诊断休克，应尽快进行积极的液体复苏，能有效改善组织灌注，争取 6 小时内达到复苏目标。

3. 积极处理原发病

处理原发病是治疗休克的关键，外科疾病引起的休克，需要手术处理原发病变，如控制内脏大出血、切除坏死肠祥、修复消化道穿孔等。

4. 纠正酸碱平衡失调

机体处于应激状态，患者因过度换气可出现低碳酸血症、呼吸性碱中毒。因组织缺氧等原因，可出现代谢性酸中毒。

5. 应用血管活性药物

充分的容量复苏后，血流动力学不稳定，血压仍不能维持，需要使用血管活性药物，以维持脏器灌注压。

6. 改善微循环

微循环功能障碍是休克进展和组织、器官功能障碍非常重要的原因之一，在除外患者有明显出血倾向，有使用肝素抗凝的禁忌证后，应用其他抗休克治疗措施同时，早期给予小剂量的肝素治疗，可以改善微循环障碍。

笔记：

7. 治疗感染和激素的应用

应用于感染性休克和较严重的休克。

## 六、辅助检查

1. 实验室检查

（1）血、尿和粪常规检查：红细胞计数、血红蛋白值、血细胞比容、尿比重、粪便隐血等。

（2）血生化检查：包括肝、肾功能检查及动脉血乳酸盐、血糖、血电解质等检测。

（3）凝血功能：包括血小板、出凝血时间、血浆纤维蛋白原、凝血酶原时间及其他凝血因子。

（4）动脉血气分析。

2. 影像学检查

创伤患者，应做相应部位的影像学检查，以排除骨骼、内脏或颅脑损伤。

3. 血流动力学监测

包括中心静脉压、肺毛细血管楔压、心排出量和心脏指数。

4. 后穹隆穿刺

育龄妇女有月经过期史者做后穹隆穿刺，若抽得不凝血性液体则疑为异位妊娠破裂出血。

## 七、护理评估

1. 健康史

笔记：

了解引起休克的各种原因，如有无腹痛和发热；有无因严重烧伤、损伤或感染引起的大量失血和失液；患者受伤或发病后的救治情况。

2. 全身状况

（1）意识和表情：意识是反映休克的敏感指标。若患者呈兴奋、烦躁不安，或表情淡漠、意识模糊、反应迟钝，甚至昏迷，常提示存在不同程度的休克。

（2）生命体征：血压，是最常用的检测指标，收缩压<90mmHg、脉压<20mmHg，提示休克；脉搏，休克早期脉率增快，且出现在血压下降之前，因而是休克的早期诊断指标，休克加重时脉搏细弱；呼吸，呼吸急促、变浅、不规则，提示病情恶化；体温，多数休克患者体温偏低，但感染性休克患者可有高热。

（3）外周循环情况：皮肤和口唇黏膜苍白、发绀、呈花斑状，四肢湿冷，提示休克。

（4）尿量：可反映肾灌流情况，也是反映组织灌流情况最佳的定量指标。

3. 局部状况

了解患者有无骨骼、肌肉和皮肤、软组织损伤；有无局部出血及出血量；后穹隆穿刺有无不凝血液等。

4. 心理-社会状况

了解患者及家属有无紧张、焦虑或恐惧、心理承受能力及对治疗和预后的认识程度，了解引起其不良情绪反应的原因。

笔记：

## 八、护理措施

1. 补充血容量

（1）建立静脉通路：迅速建立 1~2 条静脉通路，如有条件，可迅速进行中心静脉穿刺置管，液体复苏同时，可以监测中心静脉压（CVP）、中心静脉血氧饱和度（ScvO$_2$）的变化，指导患者的液体复苏。

（2）合理补液：一般遵循以下原则，先晶后胶，先快后慢，先盐后糖，见尿补钾。监测休克患者血流动力学变化情况及末梢灌注改善情况，调整输液速度。

（3）记录出入液量：在休克患者的治疗过程中，因存在血容量不足，不能按出液量来计算入液量，但准确记录出入液量可以评估休克患者对治疗的反应，为下一步治疗提供依据。

（4）严密监测生命体征的变化：每 15~30 分钟监测患者的生命体征变化，观察患者的意识状态、皮肤的颜色、瞳孔及尿量变化。

2. 改善组织灌注

（1）体位：头和躯干平卧或抬高 20°~30°，下肢抬高 15°~20°，以增加回心血量及改善脑血流。头低位的危害是颈静脉回流减少；腹腔器官压迫膈肌引起呼吸窘迫；冠脉血流减少引起心肌缺血；增加颅内压。

（2）应用血管活性药物：多巴胺、去甲肾上腺素等能增强心肌收缩力，使血压升高。

笔记：

### 3. 预防感染

休克时机体免疫功能低下，机械通气、血流动力学监测、中心静脉置管、尿管等有创伤的治疗操作项目多，容易继发感染，应注意预防。

### 4. 密切观察体温变化

低体温时，应予加盖棉被等保暖措施，适当调高室温。

### 5. 预防意外损伤

对于烦躁、神志不清的患者，应加床旁护栏，以防坠床，必要时用约束带固定，机械通气支持的患者可以使用镇静药物。

## 九、健康教育

1. 嘱患者加强锻炼、增强体质，预防呼吸道、消化道等病毒感染。

2. 合理调整饮食，适当控制进食量，禁忌刺激性食物及烟、酒，少吃动物脂肪及胆固醇含量较高的食物。

3. 避免各种诱发因素，如紧张、劳累、情绪激动、便秘、感染等。

4. 按医嘱服药，随身常备硝酸甘油等扩张冠状动脉的药物。

5. 指导患者及家属当病情突然变化时应采取简易应急措施。

（魏长云）

笔记：

# 第七节 呕血患者的护理

## 一、定义

呕血指上消化道疾病（屈氏韧带以上的消化器官，包括食管、胃、十二指肠、肝、胆、胰）或全身性疾病所致的急性上消化道出血，血液经口腔呕出。呕血是临床常见急症，需严密观察病情变化，及时识别出血征象，积极配合抢救治疗。

## 二、发病机制

各种病因引起上消化道管腔内黏膜下血管破裂，导致血液经口腔呕出。消化性溃疡、食管－胃底静脉曲张、急性糜烂出血性胃炎、胃癌是常见病因，其中消化性溃疡最常见。其他病因有：①上消化道疾病。食管疾病、胃十二指肠疾病等。②上消化道邻近器官或组织的疾病。胆囊、胆道、肝脏、胰腺疾病等。③全身疾病。白血病、再生障碍性贫血、血小板减少性紫癜、血友病等。

## 三、临床表现

幽门以上出血多有呕血。呕血的性状主要取决于出血量及其在胃内停留的时间。出血量少，在胃内停留时

笔记：

间长，由于胃酸作用，呕血多呈咖啡渣样棕黑色。出血量多，在胃内停留时间短，呕血多呈鲜红或暗红色（表1-2）。

表 1-2　呕血的临床表现

| 项目 | 临床表现 |
| --- | --- |
| 出血前症状 | 上腹部不适，可伴有恶心、呕吐 |
| 出血方式 | 经口呕出，可为喷射状 |
| 血色 | 鲜红、暗红、咖啡渣样 |
| 血中混合物 | 食物残渣、胃液 |
| 酸碱反应 | 酸性 |
| 排便颜色 | 有黑便，可为柏油样便，呕血停止后仍继续数天 |
| 出血后痰性状 | 无痰 |

#### 四、急救原则

呕血患者收缩压低于 90mmHg，心率>120 次/分钟时，应立即抢救，首要措施是建立静脉通道，迅速补充血容量，立即配血。

1. 一般急救措施

（1）安置患者：立即将患者安置在重病房或抢救室，在床头及床中铺好橡胶单和中单；休克时取休克位，呕血时头偏向一侧，避免误吸；绝对卧床休息；保

笔记：

........................................................

........................................................

........................................................

持呼吸道通畅，及时清理呕吐物，做好口腔护理；必要时给予吸氧，床头备吸引器及其他抢救设备。

（2）立即建立静脉通道：至少建立两条静脉通道，一条静脉通道专门用生长抑素类药物，另一条静脉通道进行快速扩容、输血及用其他药物。合理安排输液顺序；选择粗直大血管注射。

2. 迅速补充血容量

（1）遵医嘱及时补充血容量：输液开始时宜快，补充血容量有效指标如下。收缩压 > 100mmHg，HR < 100次/分钟，CVP 5~20cmH$_2$O，尿量 > 30ml/h。

（2）鉴定血型并做好输血准备：输血是抢救呕血患者的重要措施。

3. 止血措施

食管-胃底静脉曲张破裂出血的止血措施。

（1）药物止血：血管加压素是常用药物；生长抑素及其拟似物，是治疗食管-胃底静脉曲张破裂出血最常用的药物。

（2）气囊压迫止血：经鼻腔或口插入三腔二囊管，进入胃腔后先抽出胃内积血，然后注气入胃囊（囊内压50~70mmHg），向外加压牵引，用以压迫胃底，若未能止血，再注气入食管囊（囊内压35~45mmHg），压迫食管曲张静脉。用气囊压迫过久会导致黏膜糜烂，故持续压迫时间最长不应超过24小时。

（3）内镜直视下止血：在进行急诊内镜检查的同时

笔记：

对曲张静脉进行硬化或套扎，既可止血，还可有效预防早期再出血。

（4）手术治疗：大量出血内科治疗无效且危及患者生命时，应积极行外科手术。

其他病因所致呕血的止血措施：①抑制胃酸分泌的药物。②内镜治疗。③手术治疗。④介入治疗。

### 五、辅助检查

1. 血液检查

（1）贫血指标：出血后 3～4 小时开始出现贫血，24～72 小时红细胞计数、血红蛋白定量、血细胞比容下降最明显。

（2）网织红细胞：常在出血 24 小时内增高，出血停止后网织红细胞逐渐恢复正常。

（3）白细胞计数：出血时增高，血止后 2～3 天恢复正常。

2. 粪便隐血试验

强阳性。

3. 胃镜检查

上消化道出血病因诊断的首选检查方法。不仅能直接观察出血部位，还能对出血灶进行止血治疗，取活组织做病理检查，明确病变性质。

4. X 线检查

笔记：

### 六、护理评估

1. 判断是否为呕血

（1）排除假性呕血：排除口腔、牙龈、鼻咽、支气管、肺部出血经吞咽后再呕出或吞咽后由肠道排出所引起的假性呕血与黑便。

（2）区别咯血与呕血。

2. 呕血的病因与诱发因素

评估患者有无消化系统疾病、血液病及其他疾病如尿毒症、血管瘤等。近期有无饮食不洁、吸烟、饮酒、工作压力过高、外伤、手术、精神应激、抗凝剂治疗等诱发因素。

3. 呕血的严重程度

根据失血后的临床表现，结合患者红细胞计数、血红蛋白量及血细胞比容测定结果，以及呕血与黑便的量综合判断。

4. 评估呕血对患者的影响

（1）身体评估：了解生命体征的动态变化；观察患者的精神和意识情况，观察皮肤黏膜有无出血及肢体温度与色泽变化，了解患者尿量及其改变。

（2）心理社会评估：患者及其亲属对疾病的认识程度，对诊断、预后的反映，对治疗的要求。评估患者有无紧张、恐惧等心理反应。特别是慢性病或全身性疾病致反复出血者，有无悲观、沮丧心理和对治疗失去信

笔记：

心、不合作等。

## 七、护理措施

1. 一般护理

（1）休息与活动：活动性大出血时，绝对卧床休息，取去枕平卧位，下肢略抬高；保持呼吸道通畅，呕血时头偏向一侧，避免误吸；保证休息和睡眠，注意保暖。

（2）饮食护理：大量出血患者暂时禁食，待出血停止 24~48 小时后嘱患者进食营养丰富、易消化的流质、半流质、软食，注意少量多餐，而后逐步过渡到正常饮食；食管胃底静脉曲张破裂出血的患者，还应注意在止血后给予高热量、高维生素的流食，限制钠和蛋白质的摄入。

（3）病情观察：观察呕血颜色、量和性质。严密监测患者生命体征和神志变化。准确记录 24 小时出入量。

（4）用药护理：建立静脉通路，遵医嘱尽快补充血容量。配合医生实施止血治疗。做好配血、备血及输血准备。观察治疗效果及药物不良反应。

2. 三（四）腔两囊管压迫术的应用及护理

（1）插管前准备：患者准备，向患者解释操作的全过程、目的、配合方法等，以减轻患者的恐惧心理，取得更好的配合；物品准备，仔细检查三腔两囊管，确保管腔通畅，气囊无漏气，然后抽尽囊内气体，备用。

笔记：

（2）插管中护理：协助医师进行插管，抽胃液证实已达胃腔，可暂做固定；协助充气、牵引；尽量减少患者的不适感。同时插管后在患者床前备有剪刀，以防气囊破裂而造成的窒息，紧急抢救使用。

（3）插管后护理：定时抽吸胃液，确定压迫效果，观察出血是否停止，并记录引流液的性状、颜色及量；定时测气囊内压力，观察气囊有无漏气，以防压力不足达不到止血目的，或压力过高压迫组织引起坏死；三腔两囊管持续压迫时间 12～24 小时，应放气解除压迫 15～30 分钟，同时放松牵引，然后再注气加压恢复牵引。

（4）协助拔管：出血停止后，放松牵引，放出囊内气体，继续观察 24 小时，未再出血可考虑拔管。拔管前口服石蜡油 20～30ml，润滑黏膜和管、囊外壁，抽尽囊内气体，以缓慢、轻巧的动作拔管。

## 八、健康指导

1. 疾病知识指导

向患者及家属详细介绍相关知识，减少再次出血的危险。

2. 生活指导

指导患者养成良好的生活方式，劳逸结合，保持乐观情绪。

3. 饮食指导

笔记：

告知患者合理饮食是避免诱发上消化道出血的重要环节。

4. 用药指导

指导患者应按医嘱坚持用药，正确观察药物的不良反应。

5. 识别出血并及时就诊。

（魏长云）

## 第八节　咯血患者的护理

### 一、定义

咯血指喉部以下的呼吸道或肺组织出血，经咳嗽动作从口排出的过程。其表现可以是痰中带血或大量咯血。它是许多疾病的一个症状，大咯血时可发生窒息，威胁人的生命。

### 二、发病机制

1. 血管通透性增加

由于肺部感染，中毒或血管栓塞，病原体及其他代谢产物对微血管直接损害或通过血管活性物质的作用使得微血管的通透性增加，红细胞从扩张的微血管内皮细胞间隙进入肺泡从而造成少量咯血。

2. 血管壁受侵蚀或破裂

笔记：

肺部慢性感染使血管壁弹性纤维受损，形成局部小动脉血管瘤，在剧烈咳嗽时血管壁破裂而大量出血，常造成窒息。此种血管瘤多见于空洞型肺结核。

**3. 肺血管内压力增高**

风湿性心脏病、二尖瓣狭窄、肺动脉高压、高血压心脏病等情况下，微血管内的压力增高，可造成血液外渗或小血管破裂而引起咯血。

**4. 止、凝血功能障碍**

常见于血小板减少性紫癜、凝血因子缺陷或凝血过程障碍以及血管收缩不良等因素，在全身性出血倾向的基础上并发咯血。

**5. 机械性损伤**

胸部外伤、挫伤，肋骨骨折，爆炸伤和医疗操作（如胸腔或肺穿刺、肺组织活检、支气管镜检查等），肺结核钙化灶对血管的机械性损伤也可引起咯血。

### 三、临床表现

**1. 先兆**

喉痒、胸闷、咳嗽；大咯血时咯出满口血液或短时间内咯血不止，伴呛咳、脉搏细速、出冷汗、呼吸急促、面色苍白、紧张不安、恐惧等。

**2. 年龄**

青壮年的咯血多见于肺结核、支气管扩张、二尖瓣狭窄等。40 岁以上患者，特别是长期吸烟史者，应警惕

笔记：

为支气管肺癌。

3. 咯血量

（1）少量咯血：每日咯血量<100ml。

（2）中等量咯血：每日咯血量100~500ml。

（3）大量咯血：每日咯血量>500ml或一次咯血量>100ml。

4. 颜色和性状

（1）铁锈色痰：大叶性肺炎、肺吸虫病和肺泡出血。

（2）鲜红色痰：支气管扩张，肺结核，肺脓肿，出血性疾病等。

（3）砖红色胶冻样血痰：克雷伯杆菌肺炎。

（4）暗红色痰：二尖瓣狭窄肺淤血。

（5）粉红色泡沫痰：急性左心衰肺水肿。

（6）暗红色黏痰：肺梗死。

### 四、急救原则

1. 少量咯血

保持绝对安静，不需特殊治疗，卧床休息，注意观察病情。

2. 中等量咯血

细心观察，安慰患者，让患者向患侧卧位，床脚抬高。心血管病引起者取半坐位，保持呼吸道通畅，使积血易于咯出。

笔记：

**3. 大咯血**

同中等量咯血。必要时送医院抢救。

**4. 剧咯时**

口服喷托维林（咳必清）50mg，嘱患者要轻咳，不要咽血，可轻轻拍背助咯。

**5. 镇静**

口服地西泮（安定）10mg 或肌内注射苯巴比妥 0.1~0.2g，但不应多用。

**6. 止血**

用氨甲环酸或卡络磺钠进行止血，凝血功能异常时使用凝血因子如康舒宁、康斯平、纤维蛋白原等。垂体后叶素 5~10IU，溶于 20ml 生理盐水稀释，静脉缓慢推注 10 分钟以上，或以 10~20IU 加入 5% 葡萄糖注射液 500ml 缓慢静脉滴注，必要时 6~8 小时重复一次。

**7. 复苏**

如出现窒息时应口对口呼吸，立即吸氧。让患者取头低脚高位，用纸巾将口咽鼻内积血清除，并立即将舌拉出，必要时胸外心脏按压，并迅速请医生急救。

**8. 体位**

让患者向患侧卧位，避免血液流向健侧。

**9. 饮食**

饮食以流质食物为主，若大量咯血，绝对禁食，饮用温热的砂糖水，有镇咳及安抚患者心情的作用。

笔记：

### 五、辅助检查

1. 血液学检查如

血常规、凝血等。

2. 痰液检查

鲜红色、泡沫样、碱性为支气管肺内出血。

3. 胸部 X 线及胸部 CT 检查

X 线对咯血的诊断意义重大，CT 可提高对胸部肿瘤、支气管扩张等疾病的诊断。

4. 支气管镜检查

对病因诊断不清、治疗效果不佳的主张及早施行，可以明确出血部位，局部止血。

5. 支气管造影

明确出血部位，必要时予栓塞治疗。

### 六、护理评估

1. 有无咯血及其程度

后鼻腔、咽喉部、口腔黏膜的出血均可经口腔排出，极易误诊为咯血，应该认真做鼻咽部、口腔检查，必要时借助鼻镜、喉镜检查以鉴别。咯血与呕血都是血液经口腔排出体外，易混淆，鉴别见表 1-3。

笔记：

表 1-3　咯血与呕血的鉴别

| 鉴别项目 | 咯血 | 呕血 |
|---|---|---|
| 病史 | 肺结核、支气管扩张、肺癌、心脏病等 | 消化道溃疡、肝硬化等 |
| 出血前症状 | 喉部痒、胸闷、咳嗽等 | 上腹部不适、恶心、呕吐等 |
| 出血方式 | 咯出 | 呕出 |
| 血的颜色 | 多鲜红 | 棕黑色或暗红色、有时鲜红色 |
| 血中的混合物 | 泡沫痰 | 胃液、胆汁、食物残渣 |
| 酸碱性 | 碱性 | 酸性 |
| 柏油样便 | 无（如咽下血液可有） | 有，可在呕血停止后持续数天 |

2. 咯血的原因

询问患者病史，了解患者有无吸烟史，支气管扩张、肺部疾病及心脏、血液系统疾病史，出血前有无呼吸道感染史，有无心悸、气急等心功能不全表现，有无结核病接触史及近期有无外伤等。

3. 咯血对患者的影响

有无紧张、恐惧等负面情绪以及与其相关的个人生活、工作和社交方面的压力。有无肺部继发性感染、肺不张、窒息或失血性休克等并发症表现。

4. 患者及其家属对咯血的认识

主要包括对咯血病因、发生机制以及咯血对身体健康的危害的认识和对治疗的认识和配合。

笔记：

5. 目前的治疗情况

详细了解患者目前使用的药物种类、剂量、疗效以及有无不良反应等。

### 七、护理措施

1. 心理护理

患者咯血时护士应及时将咯出的血液清理干净，细致观察并耐心护理，使之有安全感，安慰患者使其放松身心，取得患者的积极配合。

2. 安静休息

避免与患者不必要的交谈，使其静卧休息，一般静卧休息能使少量咯血自行停止。大咯血患者应绝对卧床，减少翻动，协助患者取患侧卧位，有利于健侧通气，对肺结核患者还可使病灶局限。

3. 药物应用

（1）止血药物：咯血量较大者常用垂体后叶素，但该药有收缩血管和子宫平缓肌的作用，因此，急性冠脉综合征、高血压及妊娠者应慎用。

（2）镇静剂：对烦躁不安者可使用地西泮 5~10mg 肌注，禁用吗啡、哌替啶以免抑制呼吸。

（3）镇咳剂：咯血伴剧烈咳嗽时应使用镇咳剂，必要时可用可待因皮下注射或口服，年老体弱及肺功能不全者慎用。

4. 饮食护理

笔记：

大咯血患者应暂时禁食水，小咯血者宜进少量温凉流食，多饮水及多食用富含纤维素食物，以保持大便通畅，避免饮用浓茶、咖啡、酒等刺激性饮料。

5. 大咯血窒息的预防及护理

（1）密切观察患者病情变化，注意有无窒息先兆。告知患者咯血时不要屏气，头偏向一侧，尽量将血轻轻咯出，否则易诱发喉头痉挛、出血引流不畅而形成血块，造成呼吸道阻塞、窒息。

（2）体位引流：患者发生大咯血窒息时应立即备好抢救用品到患者床边，置患者于头低足高 45°俯卧位，头偏向一侧，轻拍背部以利于血块排出。

（3）清除口腔内积血，保持呼吸道通畅。

（4）气道通畅后患者自主呼吸未恢复应立即配合医生予以气管插管，必要时进行心肺复苏。

（5）迅速建立静脉通路，补液，补血，遵医嘱给予高流量吸氧、使用药物。

6. 复苏后的观察与护理

保持室内安静、稳定患者情绪，嘱患者绝对卧床，密切观察患者窒息先兆，防止患者再窒息的发生。做好患者的口腔护理，预防感染。患者可进食时嘱患者进食高热量易消化的流食或半流食，特别要注意保持大便通畅，以防增加腹压致咯血及窒息再次发生。

笔记：

### 八、健康教育

1. 向患者讲解保持大便通畅的重要性。
2. 不要过度劳累，避免剧烈咳嗽。
3. 适当进行锻炼，避免剧烈运动。
4. 保持平和愉快的心情，减少忧郁。
5. 积极治疗原发病。

（贠　晖）

# 第九节　抽搐与惊厥患者的护理

### 一、定义

抽搐与惊厥均属于不随意运动。抽搐是指全身或局部骨骼肌群非自主抽动或强烈收缩，常可引起关节运动和强直，分为全身性抽搐和局限性抽搐。当肌群收缩表现为强直性与阵挛性时称为惊厥。惊厥表现的抽搐一般为全身性、对称性，伴有或不伴有意识丧失。

### 二、发病机制

1. 颅内疾病导致抽搐与惊厥

（1）脑先天性疾病：如脑积水、小头畸形等。

（2）颅脑外伤。

（3）脑部感染：如各种脑炎、脑膜炎、脑脓肿及脑

笔记：

寄生虫病。

（4）脑血管病：如脑血管畸形、蛛网膜下腔出血、脑栓塞、脑血栓形成等。

（5）颅内肿瘤：如少突胶质细胞瘤、脑膜瘤等。

2. 颅外疾病导致抽搐与惊厥

（1）脑缺氧：窒息、休克、一氧化碳中毒等。

（2）代谢疾病：水、电解质代谢紊乱、氨基酸代谢异常等。

（3）中毒：药物、食物、农药及酒精戒断等。

3. 神经官能症

癔症性抽搐。

4. 高热

常是婴幼儿抽搐的主要原因。

### 三、临床表现

1. 全身性抽搐

为全身骨骼肌痉挛。癫痫大发作表现为突发的意识模糊或丧失、全身强直、呼吸暂停，继而四肢阵挛性抽搐，呼吸不规则，大小便失禁、口唇发绀，发作约半个小时自行停止，也有反复发作或持续状态。破伤风抽搐表现为持续性强直性痉挛，呈角弓反张、牙关紧闭、苦笑面容、伴有肌肉剧烈疼痛。

2. 局限性抽搐

常表现为口角、眼睑、手或足的反复抽搐。若抽搐

笔记：

自一侧拇指开始，渐延及腕、臂、肩部，则称为 Jackon 癫痫；而手足搐搦症则表现为间歇性四肢（以上肢手部最显著）强直性痉挛，典型者呈"助产士"手。

### 四、急救原则

1. 立即让患者原地平卧，头偏向一侧并略向后仰，颈部稍抬高，松解衣领、皮带或领带等。

2. 保持患者呼吸道通畅、吸氧，防止舌根后坠，对强直阵挛型持续发作的患者，应及时清除口鼻咽喉分泌物与呕吐物并放置牙垫。进行心电、呼吸、血压监测。

3. 注意做好患者防护，防止坠床、舌咬伤及由误吸造成的窒息和吸入性肺炎，对出现重度呼吸抑制的患者，应及时予以气管插管或气管切开。防止患者在剧烈抽搐时与周围硬物碰撞致伤，但不可强力按压抽搐的肢体，以免引起损伤。

4. 立即建立静脉通道，选用止惊药物，静脉注射地西泮或肌注苯巴比妥钠，或以 10% 水合氯醛加生理盐水保留灌肠，迅速控制发作并寻找病因，予以相应的治疗。

5. 伴有高热者应配合降温处理。

6. 若无禁忌，可用 20% 甘露醇滴注以减轻脑水肿。

### 五、辅助检查

1. 体格检查
内科检查、神经系统检查。

笔记：

2. 实验室检查

血液、尿液及脑脊液的检查及毒物分析。

## 六、护理评估

1. 评估患者抽搐发生的时间、持续时间、次数、诱因、过程、部位、性质及既往史等。

2. 评估患者的生命体征、意识状态、有无舌咬伤及大小便失禁等。

3. 评估患者及家属对疾病的认识、对治疗的配合程度。

4. 评估患者目前的治疗情况、用药种类、剂量、疗效及不良反应等。

## 七、护理措施

1. 立即移除可能会损伤患者的物品，放入开口器（开口器上缠纱布，从磨牙处放入，切勿用力翘），如有义齿要取出，解开衣带。

2. 患者取侧卧位，头偏向一侧，打开气道，备好负压吸引装置，及时清理口鼻腔分泌物和呕吐物。

3. 抽搐停止后检查患者气道、呼吸、循环及生命体征，如无呼吸或脉搏，应立即给予 CPR。

4. 加床档，必要时予以保护性约束，遵医嘱吸氧。

5. 遵医嘱使用镇静药物，观察并记录用药效果。

6. 抽搐时勿按压肢体，观察患者抽搐发作时的病情

笔记：

及生命体征变化，并做好记录。

7. 避免强光、声音刺激，保持室内安静。

### 八、健康教育

1. 告知患者及家属抽搐的相关知识，寻找并避免诱因。

2. 告知患者及家属抽搐发作时应采取的安全措施。

3. 告知患者避免危险的活动和工作。

4. 告知患者单独外出时应携带注明患者病情及家属联系方式的卡片。

5. 告知患者及家属切勿自行减药或停药。

（贠　晖）

# 第十节　中暑患者的护理

### 一、定义

中暑是热应激综合征的总称或俗称。中暑指人体在高温环境下，由于水和电解质丢失过多，散热功能障碍，引起的以中枢神经系统和心血管功能障碍为主要表现的热损伤性疾病，是一种威胁生命的急症，可因中枢神经系统和循环功能障碍导致死亡、永久性脑损伤或肾衰竭。

笔记：

## 二、发病机制

正常人体在下丘脑体温调节中枢的控制下，产热和散热处于动态平衡，维持体温在37℃左右。当人在运动时，机体代谢加速，产热增加，人体借助于皮肤血管扩张、血流加速、汗腺分泌增加以及呼吸加快等，将体内产生的热量送达体表，通过辐射、传导、对流及蒸发等方式散热，以保持体温在正常范围内。当气温超过皮肤温度（一般为32~35℃），或环境中有热辐射源（如电炉、明火），或空气中湿度过高通风又不良时，机体内的热难于通过辐射、传导、蒸发、对流等方式散发，甚至还会从外界环境中吸收热，造成体内热量贮积从而引起中暑。

## 三、临床表现

根据中暑的轻重可分为先兆中暑、轻度中暑、和重度中暑。

1. 先兆中暑

在烈日下暴晒或高温环境下重体力劳动一定时间后，出现大汗、口渴、乏力、头晕、胸闷、全身疲乏，体温升高或略有升高（37.5℃）。

2. 轻度中暑

体温升高到38℃以上，面色潮红、皮肤灼热、面色苍白、全身皮肤湿冷、血压下降、脉率增快等。

笔记：

3. 重度中暑

（1）**热衰竭**（又称中暑衰竭）：为最常见的一种。由于大量出汗脱水导致失水、失钠，血容量不足而引起周围循环衰竭。主要表现多为多汗、疲乏、无力、头晕、头痛、恶心、呕吐和肌痉挛，可有明显的脱水征，即心动过速、直立性低血压或晕厥，体温轻度升高。

（2）**热痉挛**：在高温环境下进行剧烈运动大量出汗，活动停止后饮水过多，盐分补充不足，使血液中钠、氯浓度降低而引起肌肉痉挛，主要累及骨骼肌，持续数分钟后累及关节，无明显体温升高。

（3）**热射病**：一种致命性急症，主要表现为高热和神志障碍。早期受影响的器官依次为脑、肝、肾和心脏。根据发病时患者所处的状态和发病机制，临床上分为两种类型：劳力性和非劳力性。①劳力性热射病：多在高温湿度大和无风天气进行重体力劳动或剧烈运动时发病。患者在从事重体力劳动或剧烈活动数小时发病，约50%患者大量出汗，心率可达160~180次/分钟。此病病死率高。②非劳力性热射病：在高温环境下，多见于居住在拥挤和通风不良环境中的老年体衰者。表现为皮肤干热和发红，84%~100%病例无汗，高热。病初表现为行为异常或癫痫发作，继而出现谵妄、昏迷和瞳孔对称缩小，严重者可出现低血压、休克、心律失常、心力衰竭、肺水肿和脑水肿。约5%病例发生急性肾衰竭，

笔记：

常在发病后 24 小时左右死亡。

## 四、辅助检查

中暑时，除监测体温外，应行紧急血生化检查和动脉血气分析。怀疑颅内出血或感染时，应做颅脑 CT 和脑脊液检查。

## 五、急救原则

1. 降温治疗

对于重症高热患者，降温速度决定预后，应在 1 小时内使直肠温度降至 37.8~38.9℃。

2. 并发症治疗

（1）昏迷患者应进行气管内插管，保持呼吸道通畅。颅内压增高患者降颅内压治疗。癫痫发作应静脉输注地西泮。

（2）低血压：应静脉输注生理盐水或林格液恢复血容量，提高血压。勿用血管收缩药，以免影响皮肤散热。

（3）心律失常、心力衰竭和代谢性酸中毒：应予对症治疗。

## 六、护理评估

1. 患者在高温环境中工作和生活史。

2. 病史

笔记：

排除脑型疟疾、流行性乙型脑炎、中毒性菌痢、脑卒中、甲状腺功能亢进、继发于药物如抗胆碱药物、阿托品等。

3. 患者生命体征，血压、心率、体温和神经系统及心血管系统临床表现。

### 七、护理措施

1. 一般护理

（1）安静休息：尽量使患者身心放松、安静休息。

（2）加强病情观察：密切观察中暑患者神志、瞳孔、生命体征、尿量，及时防治并发症。同时观察患者有无寒战、大汗、咳嗽、呕吐、腹泻、出疹、出血等症状，发现情况及时联系医生并做好护理记录。

（3）对症护理：高热惊厥时应注意安全防护，如加床档防治坠床、使用开口器以防舌咬伤；双下肢腓肠肌发生痉挛时，协助患者按摩局部以减轻疼痛；补液不宜过多过快，以免引发心力衰竭。

（4）加强基础护理：加强中暑患者的口腔、皮肤、饮食等基础护理。

2. 急救护理

（1）迅速转移患者到阴凉通风处安静休息，解开衣裤领带。心力衰竭患者要给予半卧位，血压过低患者要给予平卧位，昏迷患者要保持气道通畅，及时清除口鼻分泌物，充分供氧，必要时准备机械通气治疗。

笔记：

（2）保持有效降温

1）环境降温：将患者安置在 20～25℃ 空调房间内，热痉挛患者口服凉盐水和含盐饮料或静脉注射生理盐水。

2）体表降温：冰敷，将冰帽或冰袋置于头部和两侧颈动脉处及双侧腹股沟区。全身降温可使用冰毯，使用时注意保护枕后、耳郭的皮肤，防止冻伤；或用冰水擦拭皮肤，但注意避免局部冻伤。使用 32～34℃、25%～30% 乙醇 100～200ml 以离心方向擦拭四肢及背部。

3）体内降温：用冰盐水 200ml 进行胃或直肠灌洗；也可用冰的 5% 葡萄糖盐水 1000～2000ml 静脉滴注，开始时滴速控制在 30～40 滴/分钟；或用低温透析仪（10℃）进行血液透析。

4）药物降温：氯丙嗪。常用氯丙嗪 25～50mg 加入 5% 葡萄糖生理盐水 500ml 中静脉滴注 1～2 小时。用药过程中观察，低血压患者禁用。地塞米松常用 10～20mg 静脉推注。

3. 降温效果观察

（1）降温过程中应密切监测肛温，每 15～30 分钟测量一次，根据肛温变化调整降温措施。

（2）观察末梢循环情况，以确定降温效果。如患者高热而四肢末梢厥冷、发绀，提示病情加重；经治疗后体温下降、四肢末梢转暖、发绀减轻或消失，则提示治

笔记：

疗有效。无论何种降温方法，只要体温降至38℃左右即可考虑终止降温，防止体温再度回升。

（3）如有呼吸抑制、深昏迷、血压下降则停用药物降温。

4. 并发症的监测

（1）监测尿量、尿色、尿比重，以观察肾功能状况。深茶色尿和肌肉触痛往往提示横纹肌溶解。

（2）密切监测血压、心率，有条件者可测量中心静脉压、肺动脉楔压、心排血量以及体外循环阻力指数等，防止休克，并且应适当补液以防止补液过量而引起肺水肿。降温时，应维持收缩压在90mmHg以上，注意有无心律失常出现，必要时应及时处理。

**八、健康指导**

1. 加强中暑知识宣教。
2. 加强中暑自救知识宣教。

（闫　昆）

# 第十一节　烧伤患者的护理

**一、定义**

烧伤泛指各种热力、光源、化学腐蚀剂、放射线等因素所致，始于皮肤、由表及里的一种损伤。主要损伤

笔记：

皮肤和（或）黏膜，严重者也可伤及皮下和黏膜下组织，如肌肉、骨骼、关节，甚至内脏。

## 二、发病机制

皮肤烧伤的机制是指因过度暴露于热源、化学腐蚀剂、电流、放射线等导致皮肤损伤，引起蛋白变性、凝固坏死。凝固组织周围血小板聚集、血管收缩致边际组织灌注不足坏死。边际外周的周边组织充血、炎症、水肿。由于烧伤引起的炎症反应或低血容量导致烧伤性休克，有可分为原发性休克（在损伤当时立即发生，常不致命）和继发性休克（由严重烧伤缓慢发展所致，常致命）。

## 三、临床表现

1. 烧伤的深度判断

医学上通常将烧伤分为Ⅰ度、Ⅱ度（深Ⅱ度、浅Ⅱ度）和Ⅲ度，即三度四分法。

（1）Ⅰ度烧伤：仅伤及表皮层，表现为皮肤红肿，疼痛剧烈，为火烧样痛。

（2）浅Ⅱ度烧伤：伤及表皮生发层与真皮浅层，皮肤肿胀，有水泡，疼痛。水泡皮肤脱落后创面渗出较多，甚至可以看到液体滴落，创面红肿。

（3）深Ⅱ度烧伤：水泡较小，创面呈淡红色或白中透红，可见小红点。深层可见黑紫色小血管网，渗液较少。感觉迟钝，有拔毛痛。

笔记：

（4）Ⅲ度烧伤：创面苍白或焦黄色，干燥，较硬。多能见到黑紫色树脂样粗大的皮下静脉网，无痛感。

2. 烧伤面积的估算

（1）中国新九分法：将人体体表面积分为 11 个 9% 的等份，另加 1%，构成 100% 的体表面积，可简记为头、面、颈（3、3、3），双上肢（5、6、7），双下肢（5、7、13、21），躯干（13、13），会阴（1）。

（2）手掌法：不论性别、年龄，患者五指并拢的手掌面积约为体表面积的 1%。

3. 吸入性损伤

患者呼吸道刺激，咳出炭末痰，呼吸困难，可闻及肺部哮鸣音。

## 四、急救原则

1. 立即脱离热源

如脱去热液浸渍的衣物；扑灭衣物火焰，可就地打滚或跳入水中，或用毛毯覆盖等。

2. 面积不大的烧伤，可用清水连续冲洗或浸泡以减轻疼痛。

3. 对危及生命的合并症要立即处理

如窒息者应维持呼吸道通畅，必要时及时行气管插管或切开；合并 CO 中毒的患者应移至通风处，必要时吸入氧气。

4. 保护创面

笔记：

烧伤处用无菌敷料或干净衣物包裹。协助患者调整体位，以免创面受压。

5. 转运途中注意纠正低血容量，对于休克前期患者，应尽快建立静脉通道，补充血容量。

6. 安慰和鼓励患者，使其情绪稳定。适当使用镇痛药物。

7. 转运

对于重症患者最好在伤后 2~3 小时内送到医院。

## 五、辅助检查

应进行血细胞和血细胞比容、尿比重检查，还需进行血生化、电解质、血气分析等检查。

## 六、护理评估

1. 初步评估

首先进行神经系统和呼吸系统的评估，包括意识、瞳孔。评估烧伤的原因、严重程度、现场状况、有无吸入性损伤、其他复合伤等情况。了解急救现场采取的治疗。

2. 全面评估

（1）烧伤的深度和面积：根据三度四分法判断烧伤的深度，按照我国新九分法结合手掌法估算烧伤面积，结合烧伤的深度和面积判定烧伤的严重程度。

（2）是否发生休克：烧伤休克能危及生命，因此，护理人员应密切观察患者的生命体征，及时发现休克症状。

（3）是否发生感染：包括创面感染和全身感染。

（4）营养与康复情况：烧伤患者代谢率高，消耗大，因此，护士应注意患者的营养情况。

（5）社会心理支持情况。

### 七、护理措施

1. 一般护理

（1）心电监护，密切观察并记录生命体征，记录患者出入量。

（2）烧伤病房的管理：保持清洁，创造良好的消毒隔离条件，进入病室穿戴专用口罩、帽子、隔离衣、鞋等；接触患者戴无菌手套，保持舒适恒定的温湿度，病室温度在 28~32℃，相对湿度在 50%~60%。

（3）抽血送检。

2. 急救护理

（1）创面护理：协助医生清创、换药，保持局部清洁干燥。

（2）迅速建立静脉通路，通过快速补液恢复有效循环血量。

（3）维持有效的呼吸：清除口鼻腔分泌物，防止窒息。鼓励咳嗽，协助患者翻身、拍背、改变体位。根据患者情况予以吸氧。

笔记：

### 八、健康指导

1. 协助功能锻炼。

2. 教育全社会，消除安全隐患，加强火灾自救教育。

（闫　昆）

# 第十二节　淹溺患者的护理

### 一、定义

人的口鼻淹没于水或其他液体中，由于液体充塞呼吸道及肺泡或反射性引起喉痉挛发生窒息和缺氧的状态。处于临床死亡状态称为淹溺。从水中救出后暂时性窒息，尚有大动脉搏动者称为近乎淹溺。淹溺后窒息合并心脏停搏者称为溺死。

### 二、病因及发病机制

1. 病因

无能力自救者，发生淹溺后本能屏气，防止水进入呼吸道，由于缺氧随着吸气水进入呼吸道和肺泡，引起严重缺氧、二氧化碳潴留和代谢性酸中毒。

2. 发病机制

干性淹溺指人入水后，因受强烈刺激（惊慌、恐

笔记：

惧、骤然寒冷等), 引起喉痉挛导致窒息死亡, 当喉头痉挛时可反射性引起心脏停搏或因窒息心肌缺氧而心脏停搏, 肺内很少或无水吸入, 约占淹溺者的10%。湿性淹溺指人入水后, 不能坚持屏气, 吸入大量水分充塞呼吸道和肺泡, 阻滞气体交换, 因缺氧神志丧失, 发生呼吸心跳频率的改变或停止, 约占淹溺者的90%。

(1) 淡水淹溺: 淡水包括江、河、湖泊、池、井水等一般属低渗液体, 低渗水从肺泡渗入血管中血液被稀释, 导致血容量增加、溶血、低钠、低氯血症。还可损伤气管、支气管和肺泡壁的上皮细胞, 阻滞气体交换。

(2) 海水淹溺: 海水含3.5%的氯化钠和大量钙盐和镁盐, 系高渗性液体, 高渗液进入肺泡后, 可将大量血浆及水分由血管内渗入肺泡内引起急性肺水肿, 还可伴有混合性酸中毒, 同时血液被浓缩及血容量下降, 导致低蛋白、高钠、高钙高镁血症导致心律失常甚至心脏停搏。

### 三、临床表现

1. 一般表现

口唇及四肢末端青紫、厥冷、发硬, 颜面肿胀, 神志不清, 抽搐、头痛或球结膜充血、视觉障碍、瞳孔散大, 剧烈咳嗽、胸痛、呼吸困难、口鼻充满泡沫和泥污、咳粉红色泡沫痰、腹部膨隆、寒战、发热。海水淹溺者口渴感明显。

笔记:

## 2. 其他系统表现

呼吸浅快或不规则，两肺湿啰音，脉搏细数或不能触及，心律失常或心室停搏，血压低，肾衰竭少尿或无尿。

### 四、急救原则

#### 1. 一般处理

迅速将患者安置于抢救室内，换下湿衣裤，注意保暖，了解现场急救情况，监测生命体征，无呼吸心跳者，应立即配合医生进行心肺复苏。

#### 2. 维持呼吸功能

自主呼吸者予高流量 40%～50% 的乙醇湿化吸氧，可促进坍塌的肺泡复张，改善气体交换、纠正缺氧和迅速改善肺水肿。对心肺复苏无效者立即予气管插管机械通气，必要时给予气管切开。迅速建立静脉通路，静脉注射呼吸兴奋剂如洛贝林、尼可刹米等。

#### 3. 维持循环功能

患者心跳恢复后，常有血压不稳定或低血压状态，应注意监测有无低血容量，必要时建立深静脉通路给予药物静脉泵入，必要时给予中心静脉压监测，准确记录出入量和输液速度。

#### 4. 对症处理

（1）纠正低血容量：淡水淹溺者，静脉滴注 3% 氯化钠溶液 500ml、全血或红细胞。对海水淹溺者，可

笔记：

予 5%葡萄糖溶液或低分子右旋糖酐，切忌输入生理盐水。

（2）防治脑水肿：使用大剂量肾上腺皮质激素和脱水剂如 20%甘露醇，头部降温，高压氧舱，促进脑组织代谢，防治脑水肿。

（3）防治肺部感染：由于淹溺时泥沙、杂物、呕吐物吸入肺内引发肺部感染，应予抗生素预防或治疗。对污染水域淹溺者，除进行常规抢救外，应尽早实施经支气管镜下灌洗。

（4）防治急性肾衰竭，必要时行血液净化治疗。

（5）纠正水、电解质和酸碱失衡。

（6）注意观察有无骨折、脱位等情况。

## 五、辅助检查

1. 实验室检查

血常规及电解质检查，白细胞总数和中性粒细胞增多。海水淹溺者血钠、血氯增高。淡水淹溺者血钾增高，血钠、血氯下降。尿常规可见到蛋白尿、管型尿、血红蛋白尿。

2. 影像学检查

胸部 X 线检查常显示斑片状浸润或大小不等的絮状渗出，有时出现两肺弥漫性肺水肿征象。如阴影持续存在 10 天以上提示继发细菌性肺炎，约有 20%的病例 X 线胸片无异常发现。

笔记：

## 六、护理评估

1. 病史

患者有确切淹溺史，并了解淹溺发生的时间、地点和水源性质，以及现场处理情况。

2. 身体状况

（1）症状：观察有无头痛、呼吸困难、咳嗽、胸痛、视觉障碍、有无神志改变、呼吸停止及大动脉搏动消失。

（2）体征：有无四肢皮肤发绀、颜面部肿胀、肌张力增加。注意肺部干湿啰音、喘鸣音，有无心律失常，心音微弱或消失。

（3）有无合并外伤。

3. 心理状况

患者有无抑郁，自杀倾向。

## 七、护理措施

1. 密切观察病情变化

（1）密切观察患者的神志，呼吸频率、深度，血氧饱和度，血气分析等判断呼吸困难和缺氧程度。观察有无咳痰，痰液的颜色、性质、量、气味。听诊肺部啰音及心率、心律变化情况，给予患者心电监护。

（2）注意监测尿液的颜色、量、性质，并准确记录24小时出入量。

笔记：

### 2. 保持呼吸道通畅

及时、安全地清除口鼻腔内泥沙、杂草、呕吐物。

### 3. 输液护理

严格准确执行医嘱，正确控制输液速度。对淡水淹溺者应严格控制输液速度，从小剂量、低速度开始，避免短时间内大量液体输入，加重血液稀释程度。对海水淹溺者出现血液浓缩症状的应及时保证5%葡萄糖液、低分子右旋糖酐和血浆等输入，切忌输入生理盐水。

### 4. 复温护理

对低水温淹溺者应注意复温，覆盖保暖毯或用温控毯将患者置于温暖环境22~25℃。因患者会出现不同程度感觉障碍，可以用热水浴、热林格液体灌肠，但应严格控制液体温度并注意保暖，复温速度不宜过快，使患者体温恢复到30~32℃即可，重度低温患者复温速度应加快。

### 5. 心理护理

消除患者的焦虑与恐惧心理，多陪伴患者，对于自杀淹溺的患者应尊重患者的隐私，引导患者正确对待人生、事业和他人，积极调整心态，早日融入社会。同时做好家属的思想工作，不要过多地责怪患者，必要时可以请求心理科医生的帮助。

笔记:

## 八、健康教育

心脑血管患者、癫痫患者、饮酒后或服用镇静药后避免游泳。游泳前应对所去的水域情况有所了解，并带好救生设备；小朋友外出游泳时应有家长陪伴。教导自救和互救方法，加强康复治疗。

（胡少文）

# 第十三节　电击伤患者的护理

## 一、定义

电击伤（亦称触电）是当一定强度的电流或电能量（静电）通过人体，引起机体组织不同程度损伤或器官功能障碍，甚至死亡。电击伤可分为闪电电击伤、低电压电击伤和高电压电击伤。

## 二、病因及发病机制

### 1. 病因

人体直接接触电源是造成损伤的主要原因。

（1）缺乏安全用电知识、不装接地线，电线上晾晒衣物，自行拆装电器，湿手接触开关、插座，大树下躲避雷雨等。

（2）因台风、火灾、水灾、地震、房屋倒塌等使高

笔记：

压线断裂下落等。

### 2. 发病机制

人体作为导体，在接触电流时，即成为电路中的一部分，除了电流对人体的伤害，电流通过人体时产生的光和热也会起到严重伤害。电流可引起心室颤动，导致心脏停搏，对呼吸中枢损害，引起呼吸中枢麻痹或呼吸停止等。热和光效应可造成人体电烧伤。电流对机体伤害和引起的病生理反应很复杂，但主要发病机制是缺氧。一般而言，交流电比直流电危险，低频比高频危险，高压比低压危险，人体湿度越大，电阻越小；通过人体电流越大，损伤就越大。损伤还与接触的时间成正比。

### 三、临床表现

电击伤是多系统损伤，轻者仅有瞬间感觉异常，重者可致死亡。

### 1. 全身表现

（1）轻型：一过性麻木感，可伴有精神紧张、头痛、头晕、面色苍白、四肢软弱、呼吸及心跳加速甚至晕倒，一般都能恢复。

（2）中型：呼吸浅快，心跳加速或心悸，可有短暂晕厥，瞳孔对光反射无变化。

（3）重型：可发生心室纤颤或呼吸心跳骤停，昏迷患者则出现肌肉抽搐、血压下降、如不及时脱离电源能

笔记：

立即死亡，还可引起多脏器损伤。

2. 局部表现

主要表现为电流通过的部位出现电灼伤。

（1）低压电引起的灼伤：伤口小，直径一般为 0.5~0.2cm，呈椭圆形或圆形，焦黄或灰白色，干燥，边缘整齐，与正常皮肤分界清楚，一般不损伤内脏，致残率低。

（2）高电压引起电烧伤：烧伤面积不大，但可深达肌肉、血管、神经和骨骼，呈现黑色炭化，有"口小底大，外浅内深"的特征，常有一处进口和多处出口，从而引起继发性出血或组织的继发性坏死，致残率高达 35%~60%。

3. 并发症

癫痫发作或短期精神失常、心律失常、肢体瘫痪、继发性出血或血供障碍、局部组织坏死继发感染、高血钾、急性肾功能障碍、内脏破裂或穿孔、休克、周围性神经病、酸中毒、永久性失明或耳聋等。孕妇电击后常发生死胎、流产。

## 四、急救原则

1. 现场急救

在保证自己安全的前提下对触电者进行施救，施救过程中避免触电者受到二次伤害。

（1）迅速脱离电源：根据触电现场情况，采用最安

笔记：

全、最迅速的办法脱离电源。①关闭电源。拉开电源闸刀或拔除电源插头。②挑开电线。应用绝缘物或干燥的木棒、竹竿、挑开触及触电者的电线并妥当安置电线。③拉开触电者。施救者可穿绝缘胶鞋，站在木凳上，用干燥绝缘绳索套在触电者身上将其拉开。④切断电线。可用干燥绝缘的木柄刀、木柄斧头或锄头等物将电线斩断，使电流中断，并妥善处理残端。

（2）防止感染：现场应保护好电烧伤创面，可用清洁敷料和衣物包裹防止感染。

（3）轻、中型触电者：就地观察及休息1~2小时，以减轻心脏负荷，促进恢复，重型触电心脏骤停或呼吸停止者，应立即实施心肺复苏术。

（4）及时处理内出血和骨折，特别是高处触电下跌者，应予全面评估和适当的处理。

（5）迅速转送医院，途中注意保持呼吸道通畅，密切观察生命体征。

2. 院内急救

（1）维持有效呼吸：应立即给予心电监护，危重症患者应予以呼吸机辅助呼吸。

（2）纠正心律失常：触电可引起心肌损害和发生心律失常，最严重的心律失常是心室颤动，室颤者应尽早给予药物除颤或电除颤。

（3）创面处理：创面应用无菌液冲洗后以无菌敷料包扎，局部坏死组织及时切除焦痂。如皮肤缺损较大，

笔记：

则需植皮治疗，必要时应用抗生素和预防破伤风的发生。

（4）筋膜松解术和截肢：肢体受高压电热灼伤，可使远端肢体发生缺血性坏死，必要时行筋膜松解术，减轻灼伤部位周围压力，改善肢体远端血液循环，严重者需要做截肢手术。

（5）其他对症处理：预防感染，纠正水和电解质紊乱，抗休克，防治应激性溃疡、肺水肿、脑水肿、急性肾衰竭等。

### 五、辅助检查

（1）尿液分析：可见血红蛋白尿或肌红蛋白尿。
（2）心电图及动态心电图检查。
（3）电解质、肾功能和心肌酶谱检查。

### 六、护理评估

1. 病史

患者有确切电击史，并了解电击发生的时间、地点和哪种类型电源，以及现场处理情况。

2. 身体状况

（1）症状：恐惧、惊慌、精神紧张、神经兴奋、头痛、头晕、面色苍白、四肢软弱、皮肤有无烧伤、抽搐等。

（2）体征：呼吸心跳变化，有无呼吸心跳停止、心

笔记：

律失常。

（3）有无合并外伤。

### 七、护理措施

1. 卧床休息

电击伤会出现短暂精神症状，应遵医嘱用药，密切观察患者，防止意外发生。

2. 用药护理

尽快建立静脉通路，保持输液通畅，及时纠正水、电解质紊乱，应用抗生素预防发生破伤风。

3. 保暖

由于创面水分蒸发，大量热量丧失，患者可出现畏寒，做好保暖工作，室温 $30 \sim 32 \, ^{\circ}\text{C}$。

4. 保持呼吸道通畅

随时观察通气情况，吸出呼吸道分泌物，给予吸氧，必要时气管插管或气管切开予呼吸机辅助呼吸。

5. 严密观察病情变化

（1）密切监测生命体征变化：密切观察瞳孔、神志、呼吸、脉搏、血压及体温。对血压下降者，应立即抢救做好记录。

（2）心律失常的监测：复苏后患者心电监护，及时发现心律失常，防止心室颤动。

（3）肾功能监测：尿量应维持在 30ml/h，观察尿

笔记：

的颜色和量的变化，准确记录 24 小时尿量。

6. 合并伤的护理

高空触电下跌者，常伴有颅脑损伤、气胸、血胸、内脏破裂、四肢与骨盆骨折等合并伤。搬运过程注意保护颈部、脊柱和骨折处，配合医生做好抢救。

7. 加强基础护理

保持患者局部伤口敷料的清洁、干燥、防止脱落。注意口腔护理、皮肤护理，预防口腔炎和压疮的发生。

8. 心理护理

电击伤可导致不同程度伤残，护士要对患者思想上进行开导，鼓励树立战胜疾病的信心，积极乐观地配合治疗和护理。

## 八、健康指导

普及安全用电知识，尤其应加强学龄前儿童和小学生的安全用电知识教育。遇到火灾、水灾等意外事故，先断开电源。定期对线路检查，及时更换老化线路。

（胡少文）

笔记：

# 第二章　常见危重症的急救护理

## 第一节　急性心肌梗死的急救护理

### 一、定义

急性心肌梗死（AMI）是临床较为常见的急症。主要由于冠状动脉供血急剧减少甚至中断所引起的部分心肌急性坏死，以胸痛、循环功能障碍、心律失常、血清心肌酶谱升高、心电图进行性演变为主要表现。

### 二、发病机制

心肌梗死的发生，其基本病因是冠状动脉粥样硬化（偶为冠状动脉栓塞、炎症、畸形、痉挛和冠状动脉口阻塞所致），造成管腔严重狭窄和心肌供血不足，而侧支循环尚未充分建立，在此基础上，一旦供血急剧减少或中断，使心肌严重持久地急性缺血达 1 小时以上，即可发生心肌梗死。常见原因有以下几点。

（1）冠脉管腔迅速血栓形成，粥样斑块内或其下发生出血或血管持续痉挛，使冠状动脉完全闭塞。

笔记：

（2）在管腔狭窄基础上发生心排血量骤降，如休克、脱水、出血或严重心律失常、外科手术等，致使心排血量骤降，冠状动脉血流量锐减。

（3）心室前负荷剧增：重体力活动，情绪过分激动，或血压剧升，致左心室前负荷明显加剧。儿茶酚胺分泌增多，心肌需氧量猛增，冠状动脉供血明显不足。

（4）饱餐或进食多量脂肪：餐后血脂增高，血液黏稠度增高，血小板黏附性增强引起局部血流缓慢，血小板易于聚集而致血栓形成。

（5）其他：睡眠时迷走神经张力增高，易使冠脉痉挛，用力大便时心脏负荷加重，都可加重心肌缺血而致坏死。

心肌梗死发生后的严重心律失常、休克或心衰，均可使冠状动脉的血流量进一步减少，使心肌坏死面积扩大。

### 三、临床表现

约半数以上的急性心肌梗死患者，在起病前1~2天或1~2周有前驱症状，最常见的是原有的心绞痛加重，发作时间延长，或对硝酸甘油效果变差；或继往无心绞痛者，突然出现长时间心绞痛。典型的心肌梗死症状如下。

（1）突然发作剧烈而持久的胸骨后或心前区压榨性疼痛，休息和含服硝酸甘油不能缓解，常伴有烦躁不安、出汗、恐惧或濒死感。

（2）少数患者无疼痛，一开始即表现为休克或急性心力衰竭。

（3）部分患者疼痛位于上腹部，可能误诊为胃穿孔、急性胰腺炎等急腹症；少数患者表现颈部、下颌、咽部及牙齿疼痛，易误诊。

（4）神志障碍，可见于高龄患者。

（5）全身症状：难以形容的不适、发热。

（6）胃肠道症状：表现恶心、呕吐、腹胀等，下壁心肌梗死患者更常见。

（7）心律失常：见于75%~95%患者，发生在起病的1~2周内，以24小时内多见，前壁心肌梗死易发生室性心律失常，下壁心肌梗死易发生心率减慢、房室传导阻滞。

（8）心力衰竭：主要是急性左心衰竭，在起病的最初几小时内易发生，也可在发病数日后发生，表现为呼吸困难、咳嗽、发绀、烦躁等症状。

（9）低血压、休克：急性心肌梗死时由于剧烈疼痛、恶心、呕吐、出汗、血容量不足、心律失常等可引起低血压，大面积心肌梗死（梗死面积大于40%）时心排血量急剧减少，可引起心源性休克，收缩压 < 80 mmHg，面色苍白，皮肤湿冷，烦躁不安或神志淡漠，心率增快，尿量减少（<20ml/h）。

笔记：

### 四、急救原则

1. 发生急性心肌梗死时，立即嘱患者绝对卧床，取适当体位，同时通知医生。

2. 吸氧 3~4L/min，迅速建立静脉通道并遵医嘱留取血标本。

3. 持续心电监测生命体征，发现异常情况及时通知医生。

4. 遵医嘱立即给予吗啡等镇痛药物。

5. 急救用药、急救器材均应处于完好的备用状态。当发生异常情况配合医生对症处理及抢救。

（1）再灌注心肌

1）溶栓方法：所有文献均提示急性心肌梗死在发病 6 小时内溶栓效果最好，12 小时内有效。掌握溶栓治疗的适应证和禁忌证，力争患者在入院 30 分钟内或发病最初 1 小时黄金时间内尽早开始急诊溶栓治疗。

2）急诊经皮腔内冠状动脉成形术（PTCA）。

（2）消除心律失常

1）一旦发生室性期前收缩或室性心动过速，立即用利多卡因 50~100mg 静脉注射，每 5~10 分钟重复一次，至期前收缩消失。

2）发生心室颤动时，立即行非同步直流电除颤；如不成功，可重复除颤，最大能量为 360J。必要时行临时起搏器置入术。

笔记：

（3）控制心源性休克：采用升压药及血管扩张剂多巴胺；应用低分子右旋糖酐纠正低血容量；使用碳酸氢钠纠正酸中毒；抗休克处理。

6. 抢救结束后，及时准确记录抢救过程。

## 五、辅助检查

1. 心电图

特征性改变为新出现 Q 波及 ST 段抬高和 ST-T 动态演变。

2. 心肌坏死血清生物标志物升高

肌酸激酶同工酶（CK-MB）及肌钙蛋白（T 或 I）升高是诊断急性心肌梗死的重要指标。可于发病 3~6 小时开始增高，CK-MB 于 3~4 天恢复正常，肌钙蛋白于 11~14 天恢复正常。

3. 检测心肌坏死血清生物标志物

采用心肌钙蛋白 I/肌红蛋白/肌酸激酶同工酶（CK-MB）的快速诊断试剂，可作为心肌梗死突发时的快速辅助诊断，被越来越多的应用。

4. 其他

白细胞数增多，中性粒细胞数增多，嗜酸性粒细胞数减少或消失，红细胞沉降率加快，血清肌凝蛋白轻链增高。

## 六、护理评估

1. 疼痛

笔记：

最早最为突出的症状，程度较重，难以忍受，并出现烦躁、冷汗、恐惧或濒死感，与心肌缺血缺氧有关。

2. 恐惧濒死感

由于持久而难以忍受的剧烈疼痛，对设备及治疗方法的不了解、现实的或设想的对自身健康的威胁。

3. 心输出量减少

与心肌缺血致心肌收缩力减低、心律失常有关。

4. 自理缺陷和活动无耐力

与疼痛、心律失常及心输出量减少有关。

5. 便秘

与紧张恐惧、卧床、体虚无力、饮食不合理有关。

6. 潜在并发症

心律失常、心源性休克、心力衰竭等。

7. 知识缺乏

缺乏对疾病治疗的知识，防治病情复发的认识不足，缺乏自我保健的知识。

### 七、护理措施

1. 一般护理

（1）疼痛的护理：遵医嘱给予派替啶或吗啡镇痛。

（2）发病后 1~3 天内应绝对卧床休息，限制探视，告诉患者及家属这样做的目的是减少心肌耗氧量，防止病情加重。

（3）恐惧的护理：安定情绪，护士尽可能和患者在

笔记：

一起，与其保持良好的沟通，向患者讲明良好心理状态的重要性，配合医护人员做好各项治疗。

（4）自理缺陷的护理：急性期绝对卧床休息，限制探视，协助翻身、进食、洗漱、排便等。

（5）便秘的护理：急性期说服患者养成床上排便的习惯，向患者说明保持大便通畅的意义，避免用力排便，因用力排便可增加心脏受损，加重心肌缺血。①增加饮食中纤维素的含量，进行腹部按摩。②给予缓泻剂，必要时可做低压清洁灌肠，以协助排便，一般保持1~2天有一次大便。

（6）潜在并发症的护理：嘱患者保持情绪稳定，保持周围环境安静，避免不良刺激。

2. 急救护理

（1）病情观察：

1）严格心电监护及时发现并处理各类心律失常。

2）保证静脉通道固定及通畅，以供急救时静脉给药。

3）持续静滴或注射泵泵入硝酸甘油，并注意滴速。

4）给予持续低流量或中流量吸氧。

5）观察尿量，并记录24小时出入量。

（2）准备好所有急救药品及仪器。如直流电除颤器、起搏器、呼吸机等，配合医生及时抢救。

### 八、健康指导

1. 嘱患者放松心情，避免情绪波动或焦虑。

笔记：

2. 保证足够的休息，避免劳累。

3. 嘱患者养成每日排便的习惯。

4. 遵医嘱规律服药。

5. 同时应教会患者紧急情况下的自救措施，嘱患者随身携带速效救心类药物，如有不适应迅速含化硝酸甘油或立即卧床休息，然后迅速到医院救治。

6. 在病情不稳定时期应明确告诉患者坚持服药，定期复查。

*tips*

**注意事项：**

1. AMI 是心脏猝死最常见的原因。

2. 有合并心力衰竭、心律失常、低血压和休克、心脏破裂的危险。

（张　静）

## 第二节　急性冠脉综合征的急救护理

### 一、定义

急性冠状动脉综合征（ACS）是以冠状动脉粥样硬化斑块破裂或侵袭，继发完全或不完全闭塞性血栓形成为病理基础的一组临床综合征，包括急性 ST 段抬高性

笔记：

心肌梗死、急性非 ST 段抬高性心肌梗死和不稳定型心绞痛（UA）。

## 二、发病机制

绝大多数 ACS 是冠状动脉粥样硬化斑块不稳定的结果。极少数 ACS 由非动脉粥样硬化性疾病所致（如动脉炎、外伤、夹层、血栓栓塞、先天异常、滥用可卡因，或心脏介入治疗并发症）。当冠状动脉的供血与心肌的需血之间发生矛盾，冠状动脉血流量不能满足心肌代谢的需要，引起心肌急剧的、暂时的缺血缺氧时，即可发生心绞痛。冠状动脉粥样硬化可造成一支或多支血管管腔狭窄和心肌血供不足，一旦血供急剧减少或中断，使心肌严重而持久地急性缺血达 20~30 分钟以上，即可发生急性心肌梗死（AMI）。

## 三、临床表现

ACS 是一种常见的严重的心血管疾病，是急性冠脉综合征的一种严重类型。常见于老年、男性及绝经后女性、吸烟、高血压、糖尿病、高脂血症、腹型肥胖及有早发急性冠脉综合征家族史的患者。ACS 患者常常表现为发作性胸痛、胸闷等症状，可导致心律失常、心力衰竭，甚至猝死。

1. 典型表现

为发作性胸骨后闷痛，紧缩压榨感或压迫感、烧灼

笔记：

感，可向左上臂、下颌、颈、背、肩部或左前臂尺侧放射，呈间断性或持续性，伴有出汗、恶心、呼吸困难、窒息感、甚至晕厥，持续 10 分钟以上，含硝酸甘油不能完全缓解时常提示 AMI。部分患者在 AMI 发病前数日有乏力，胸部不适，活动时心悸、气急、烦躁、心绞痛等前驱症状。

2. 不典型表现

牙痛、咽痛、上腹隐痛、消化不良、胸部针刺样痛或仅有呼吸困难。这些常见于老年女性、糖尿病、慢性肾功能不全或痴呆症患者。临床缺乏典型胸痛，特别当心电图正常或临界改变时，常易被忽略和延误治疗，应注意连续观察。大多数 ACS 患者无明显的体征。

3. 重症患者

可出现皮肤湿冷、面色苍白、烦躁不安、颈静脉怒张等，听诊可闻肺部啰音、心律失常、心脏杂音、心音分裂、第三心音、心包摩擦音和奔马律。

### 四、急救原则

1. 立即入抢救室，嘱其绝对卧床。做 18 导联心电图，持续心电监护，密切观察心电波形、血压、呼吸、血氧饱和度并做好记录。

2. 氧气吸入每分钟 2～4L。吸氧有利于提高血氧含量，从而改善缺血心肌的氧供，减轻心肌的耗氧量和心脏的负担，从而限制梗死范围的扩大。

笔记：

3. 静脉留置针建立两组以上静脉通道并留取血标本，遵医嘱给予硝酸甘油避光静滴或用注射泵泵入，并注意监测血压变化。

4. 床旁急救药品、物品、仪器处于完好备用状态，以备室颤发生时立即电除颤和用药，争取最佳抢救时机。

5. 遵医嘱给予镇静、镇痛剂，盐酸哌替啶 50 ~ 100mg 肌内注射。以减少梗死范围扩大和并发症的产生。

6. 通过交流安慰，使患者情绪稳定放松，取得患者的信任，积极配合治疗。

### 五、辅助检查

1. 心肌损伤标志物

AMI 时会出现心肌损伤标志物的升高，且其增高水平与心肌梗死范围及预后明显相关。

（1）肌钙蛋白 I（cTnI）或 T（cTnT）起病 3~4 小时后升高，cTnI 于 11~24 小时达高峰，7~10 天降至正常，cTnT 于 24~48 小时达高峰，10~14 天降至正常。肌钙蛋白增高是诊断心肌梗死的敏感指标。

（2）肌酸激酶同工酶 CK-MB 起病后 4 小时内增高，16~24 小时达高峰，3~4 天恢复正常。

2. 心电图

（1）STEMI

笔记：

1）ST 段抬高呈弓背向上型，在面向坏死区周围心肌损伤区的导联上出现。②宽而深的 Q 波（病理性 Q 波），在面向透壁心肌坏死区的导联上出现。③T 波倒置，在面向损伤区周围心肌缺血区的导联上出现。在背向梗死区的导联则出现相反的改变，即 R 波增高、ST 段压低和 T 波直立并增高。

2）NSTE-ACSST-T 波动态变化是 NSTE-ACS 最有诊断价值的心电图异常表现。症状发作时可记录到一过性 ST 段改变（常表现为 2 个或以上相邻导联 ST 段下移≥0.1mV），症状缓解后 ST 段缺血性改变改善，或发作时倒置 T 波是"伪正常化"，发作后恢复至原倒置状态更具有诊断意义，并提示有急性心肌缺血或严重冠脉疾病。初始心电图正常或临界改变，不能排除 NSTE-ACS 的可能性；患者出现症状时应再次记录心电图，且与无症状时或既往心电图对比，注意 ST-T 波的动态变化。

3. 超声心动图

AMI 及严重心肌缺血时可见室壁节段性运动异常。同时有助于了解左心室功能，诊断室壁瘤和乳头肌功能失调等。

4. 其他影像学检查

放射性核素检查、MRI 等。

### 六、护理评估

1. 急性疼痛、胸痛

笔记：

与心肌供血供氧突然中断有关。

2. 活动无耐力

与心肌坏死、心脏功能下降导致供血供氧不足有关。

3. 潜在并发症

心律失常、猝死、心力衰竭。

## 七、护理措施

1. 一般护理

（1）绝对卧床休息，保持环境安静。

（2）饮食护理：给予低脂，低胆固醇饮食，建议少食多餐。

（3）预防便秘，必要时给予通便剂。

（4）心理护理：注意患者不同时期的心理变化和状态，给予有针对性的心理支持。

2. 急救护理

（1）绝对卧床休息，降低心肌耗氧量，减少心肌损害。

（2）及时氧气吸入，一般采用鼻导管吸氧，氧流量2~3L/min。

（3）迅速开通静脉通道，保持给药途径畅通。

（4）遵医嘱舌下含服硝酸甘油及阿司匹林。

（5）心电监护密切观察心电图波形动态变化，及早发现严重的心律失常。

笔记：

（6）详细记录患者的血压、呼吸、脉搏、体温、出入量等。

（7）准备好所有急救药品及仪器，如直流电除颤器、起搏器、呼吸机等，配合医生及时抢救。

## 八、健康指导

1. 在患者能适应的范围内，逐渐增大活动量，不可做剧烈的活动，保持情绪稳定，保证充足睡眠。

2. 注意保暖，预防感冒。

3. 调节饮食规律，低盐、低脂，每餐不宜过饱，可适当增加粗纤维饮食和黑木耳。保持大便通畅。

4. 戒烟，可少量饮酒，不喝浓茶、浓咖啡。

5. 严格遵医嘱服药，定期复查，支架术后半年做冠脉造影复查，便于了解血管再通情况。

*tips*

**注意事项：**

有以下并发症：①心律失常。②低血压和休克。③心力衰竭。④乳头肌功能失调或断裂。⑤心脏破裂。⑥栓塞。⑦心室壁瘤。⑧心肌梗死后综合征。

（张　静）

笔记：

# 第三节 急性心力衰竭的护理

## 一、定义

急性心力衰竭（AHF）指急性发作或加重的心功能异常所致的心肌收缩力降低、心脏负荷加重，造成急性心排血量骤降、肺循环压力升高、周围循环阻力增加，引起肺淤血、肺水肿导致组织、器官灌注不足和心源性休克的临床综合征，以急性左心衰竭最为常见，必须紧急抢救，常危及生命。急性右心衰即急性肺源性心脏病较少见，主要为大块肺梗死引起。

## 二、发病机制

1. 急性弥漫性心肌损害

如急性心肌炎、广泛性前壁心肌梗死等。

2. 急起的机械性阻塞

如严重的瓣膜狭窄、左心室流出道梗阻、心房内球瓣样血栓或黏液瘤嵌顿二尖瓣口等。

3. 心脏容量负荷突然加重

急性心肌梗死或感染性心内膜炎引起的瓣膜穿孔、腱索断裂所致的急性瓣膜性反流、室间隔破裂穿孔或主动脉瘤破裂使心室容量负荷突然剧增，以及输液、输血过多或过快等。

笔记：

4. 急剧的心脏后负荷增加

如高血压心脏病血压急剧升高，外伤、急性心肌梗死或感染性心内膜炎引起的瓣膜损害等。

5. 严重的心律失常

如快速型心房颤动，心室暂停，显著的心动过缓等。主要的病理生理基础为心脏收缩力突然严重减弱，心排血量急剧减少，或左室瓣膜性急性反流，左室舒张末压迅速升高，肺静脉回流受阻，肺静脉压快速升高，肺毛细血管压随之升高，使血管内液体渗入到肺间质和肺泡内，形成急性肺水肿。

### 三、临床表现

急性左心衰起病急，病情可迅速发展至危重状态。表现为患者突发的严重呼吸困难、强迫端坐呼吸、喘息不止、烦躁不安并有恐惧感，呼吸频率可达 30~50 次/分钟，频繁咳嗽并咳出大量粉红色泡沫痰，面色灰白或大汗，皮肤湿冷，心率快，心尖部常可闻及奔马律，两肺满布湿啰音和哮鸣音。早期血压可一度升高，随后下降。

### 四、急救原则

应迅速采取有效措施，缓解症状，否则可危及生命。

1. 体位

患者取坐位，双腿下垂，以减少回心血量。

2. 镇静

笔记：

给予吗啡 3 ~ 5mg 静注，必要时可重复。吗啡可镇静减少躁动也可舒张静脉和小动脉以减轻心脏负荷。

3. 吸氧

高流量吸氧。

4. 减少心脏负荷

快速利尿，如静脉注射呋塞米（速尿）20 ~ 40mg。应用血管扩张剂，如硝普钠或硝酸甘油。

5. 强心药

快速洋地黄制剂如毛花苷 C（西地兰）适用于快速房颤伴急性左心衰者。

6. 平喘

氨茶碱 0.25mg 稀释后缓慢静滴可解除支气管痉挛。

7. 激素类

地塞米松 5mg 静注。

8. 治疗病因

去除病因，以防复发。

### 五、辅助检查

心电图常可提示原发疾病，X 线检查可显示肺淤血，超声心动图可了解心脏的结构和功能，动脉血气分析监测动脉氧分压、二氧化碳分压，实验室检查血常规和血生化检查，如电解质、肾功能、血糖、清蛋白及高敏 C 反应蛋白，心肌坏死标志物检测心肌受损的特异性和敏感性。

笔记：

漂浮导管床边血流动力学监测，根据动脉血压的变化判断病情调整用药。

## 六、护理评估

1. 病史

了解患者有无急性冠脉综合征、高血压、风湿性心瓣膜病、心肌炎等病史；有无呼吸道感染、心律失常、过度劳累、妊娠分娩等诱因。了解有无药物或食物过敏史。了解患者用药情况。

2. 身心状况

（1）心功能评估：询问患者有无活动后心悸、气促或休息状态下的呼吸困难。

（2）症状及体征：了解患者有无咳嗽、咳痰及其性质。询问患者是否有夜间睡眠中憋醒，感觉呼吸费力，垫高枕头或坐位后缓解等现象。

（3）心理社会评估：长期的疾病折磨和心衰的反复出现，使患者的生活能力降低，生活上需他人照顾，反复住院治疗造成的经济负担，常使患者陷于焦虑不安、内疚、绝望之中，家属和亲人也可因长期照顾患者而身心疲惫。

## 七、护理措施

1. 体位

立即协助患者取坐位，两腿下垂，以减少静脉血液

笔记：

回流，减轻心脏负荷。对于体力衰竭或精神萎靡者，安放床档或护栏，以防摔倒。

2. 吸氧

改善气体交换：给予鼻导管或面罩吸氧6~8L/min。在吸氧的同时加入30%~50%乙醇将氧气湿化后吸入，使肺泡表面张力降低，增加气体交换面积。

3. 迅速建立静脉通路，遵医嘱及时正确使用药物。

（1）吗啡：立即皮下或缓慢静脉注射吗啡5~10mg，可使患者镇静减少躁动，同时舒张小血管减少心脏负荷。必要时可间隔15分钟重复使用，共2~3次。镇静药物对呼吸有抑制作用，因此，昏迷、休克和慢性肺部疾患患者禁用。老年患者应减量或肌注。用药时注意患者有无呼吸抑制、心动过缓。

（2）利尿剂：呋塞米（速尿）20~40mg静注，10分钟可起效，4小时可重复1次，可快速利尿缓解肺水肿，要严格注意尿量。

（3）血管扩张剂：常用硝酸甘油和硝普钠，可迅速扩张静脉，减少回心血量，降低前负荷。严格注意监测血压，根据血压调整剂量，防止低血压。

（4）洋地黄制剂：毛花苷C（西地兰）0.4~0.8mg稀释后缓慢静脉注射，2小时后可酌情再给予0.2~0.4mg，适用于房颤伴左心衰患者，监测心率变化。

（5）氨茶碱：对解除支气管痉挛有效，并有扩张血管利尿作用。静脉滴注一定要缓慢，氨茶碱还可增加心

笔记：

肌耗氧量，故心肌梗死和心肌缺血者不宜用，老年人肝肾功能不全者用量酌减。

4. 保持呼吸道通畅：及时协助患者咳嗽排痰，并记录咳嗽情况，痰液性质和量。

5. 病情监测：严密观察患者呼吸状况、意识状态、皮肤颜色及温度、肺部啰音变化，监测血气结果。

6. 休息：保持病室安静舒适，避免各种精神刺激，防止过度用力，保持大便通畅，必要时用开塞露通便。

7. 心理护理：在抢救时必须保持镇静，操作熟悉，尽量减轻患者的紧张不安情绪，同时向患者及家属简要介绍本病的救治措施及使用监测设备的必要性，使患者产生信任、安全感，使其积极配合治疗。避免在患者面前讨论病情，可留亲属陪伴患者。

## 八、健康指导

注意饮食调节，戒烟戒酒，注意服药与自我监测，定期随诊。

（卢　燕）

# 第四节　急性呼吸窘迫综合征的护理

## 一、定义

急性呼吸窘迫综合征指严重感染、创伤、休克等肺

笔记：

内外原因引起的肺泡毛细血管损伤为主要表现的临床综合征，属于急性肺损伤的严重阶段。其临床特征为呼吸频速和窘迫，进行性低氧血症和非心源性肺水肿，X线呈现弥漫性肺泡浸润。缩写为 ARDS。ARDS 晚期多诱发或合并多脏器功能障碍综合征，甚至多脏器功能衰竭，病情凶险，预后恶劣。

### 二、发病机制

急性呼吸窘迫综合征发病机制尚不清楚。肺损伤的过程除与基础疾病的直接损伤有关外，更重要的是炎症细胞及其释放的介质和细胞因子引发全身炎症反应，过度的全身炎症反应或抗炎反应引起肺泡—毛细血管损伤，通透性增加和微血栓形成，肺泡上皮损伤，表面活性物质减少或消失，导致肺水肿，肺泡内透明膜形成和肺不张。从而引起肺的氧合功能障碍，导致顽固性低氧血症。炎症细胞在 ARDS 的发病中起重要作用。

（1）炎症细胞的迁移与聚集

（2）炎症介质的释放

（3）肺泡毛细血管损伤和通透性增高

### 三、临床表现

急性呼吸窘迫综合征起病较急，在原发病的基础上出现突发的呼吸急促、口唇及指（趾）端发绀，常伴有烦躁、焦虑表情、出汗等，以及不能用常规氧疗方式缓

笔记：

解，可伴有胸闷、咳嗽、血痰等症状。病情危重者可出现意识障碍，甚至死亡等。体格检查：呼吸急促，鼻翼扇动，三凹征；听诊双肺早期可无啰音，偶闻及哮鸣音，后期可闻及细湿啰音，卧位时背部明显。

**四、急救原则**

1. 及时去除病因，控制原发疾病。

2. 纠正缺氧、改善肺泡换气功能为首要的治疗措施，一般以高浓度给氧，呼气末正压通气（PEEP）。

3. 容量管理。

4. 预防、治疗并发症。

**五、辅助检查**

急性起病，X线检查出现斑片状或大片状浸润阴影，血气分析 $PaO_2 < 60mmHg$，$PaO_2/FiO_2 < 300$（ALI），$PaO_2/FiO_2 < 200$（ARDS）肺动脉楔压 $\leq 18mmHg$ 或临床上无充血性心力衰竭的证据。肺功能测定和肺血管通透性血流动力学测定。

**六、护理评估**

1. 健康史有无与 ARDS 相关的危险因素，如休克、感染、严重创伤、弥散性血管内凝血、大量出血、急性胰腺炎、氧中毒、药物或麻醉品中毒等。

2. 身心状况

笔记：

（1）症状与体征：ARDS 一般在原发病后 12~72 小时内发生，一般可分为四个时期。

Ⅰ期：原发病后 12~24 小时，呼吸频率稍快，$PaO_2$ 降低，胸片正常。

Ⅱ期：早期呼吸急促、浅而快，呼吸困难，发绀。肺听诊及胸片仍为正常；晚期肺部出现细小啰音，呼吸音粗糙，轻度低氧。胸片示双肺纹理增强。

Ⅲ期：进行性呼吸困难，明显发绀，双肺散在干湿啰音；中度以上低氧血症，明显呼吸性碱中毒或合并代谢性酸中毒。胸片示双肺弥漫性小斑点片状浸润影。

Ⅳ期：呼吸极度困难，神志发生障碍，甚至昏迷，肺部啰音明显，心律失常，心搏减慢甚至停止；重度低氧血症、高碳酸血症、呼吸性碱中毒、代谢性酸中毒同在。胸片示双肺小片状阴影并融合成大片状阴影。

（2）心理状态：由于发病突然、病情危重和进行性呼吸困难使患者感到极度不安，若患者应用呼吸机而无法表达意愿时，可表现出急躁。

## 七、护理措施

### 1. 患者全身情况的监护

监测神志、心率、血压、体温的变化。严密监测患者的呼吸频率、节律、深度，及 $SPO_2$ 和双肺呼吸音情况，观察有无呼吸困难的表现。

### 2. 保持呼吸道通畅

笔记：

湿化痰液，适当补液，清除气道分泌物；对神志清楚的患者，鼓励其咳痰，咳嗽无力者定时翻身拍背，变换体位，促进痰液引流；痰液黏稠者给予雾化；不能自行排痰者，及时吸痰；必要时建立人工气道。

3. 感染

纠正酸碱和电解质失衡。

4. 氧气疗法

采取各种给氧方式尽可能改善和维持气体交换，必要时采取机械通气辅助呼吸。根据血气结果及时调整氧气浓度和流量，以防发生氧中毒或二氧化碳潴留。

5. 呼吸机使用护理

保持呼吸机的有效通气量，观察患者的自主呼吸与机器的配合。

6. 药物管理

准确记录出入量，以防液体大进大出加重肺水肿；糖皮质激素的应用观察，注意胃液、大便的颜色性状；血管活性药的观察。

7. 备好抢救物品

气管插管导管、气管切开包、人工通气机、中心吸引装置、氧气及各种急救药品等。

8. 心理护理

清醒患者尽量减少其心理负担，使其信任医护人员，配合治疗，同时做好家属的心理安抚工作，以取得支持。

笔记：

9. 皮肤护理

急性期患者，绝对卧床休息，做好皮肤。

10. 饮食护理

ARDS 患者能量消耗显著，应给予富有营养、高蛋白、易消化饮食，原则上少食多餐，不能进食者给予鼻饲以保证足够热量及水的摄入，也可根据情况选择静脉营养支持。

**八、健康指导**

疾病知识指导，呼吸锻炼指导，用药指导，合理安排膳食、活动与休息。向家属讲解呼吸衰竭的征象及简单处理，若有气急、发绀加重等及早就医。

（卢　燕）

# 第五节　急性呼吸衰竭的急救护理

## 一、定义

呼吸衰竭是各种原因引起的肺通气和（或）换气功能严重障碍，以致不能进行有效的气体交换，导致缺氧伴（或不伴）二氧化碳潴留，从而引起一系列生理功能和代谢紊乱的临床综合征。在海平大气压下，于静息条件下呼吸室内空气，并排除心内解剖分流和原发于心排血量降低等情况后，动脉血氧分压（$PaO_2$）低于 8kPa

笔记：

（60mmHg），或伴有二氧化碳分压（$PaCO_2$）高于6.65kPa（50mmHg），即为呼吸衰竭（简称呼衰）。

急性呼衰指由于突发原因，如脑血管意外、药物中毒抑制呼吸中枢、呼吸肌麻痹、肺梗死、ARDS等，引起通气或换气功能严重损害，突然发生呼衰的临床表现。

## 二、发病机制

急性呼吸衰竭主要是通过影响肺通气功能和（或）换气功能所致。

### 1. 肺通气功能障碍

肺泡通气不足是造成低氧血症最主要的原因。根据病因不同可分为限制性通气不足和阻塞性通气不足，但无论何种通气功能障碍，最终均导致总肺泡通气量不足，从而使肺泡内氧分压下降和肺泡内二氧化碳分压上升。使得流经肺泡毛细血管的血液不能充分动脉化，形成分流或静脉血掺杂。

### 2. 通气/血流比例失调

肺泡通气不足，致使部分流经毛细血管的血流未经氧合返回左心，产生静脉分流效应，这种情况称为静脉血掺杂，因类似动静脉短路，故称功能性分流。相反，由于肺泡毛细血管灌注不足，使进入肺泡内的部分气体不能与相应的肺血流进行交换，形成无效通气，称为"死腔样通气"。无论是静脉血掺杂，还是死腔样通气，其结果主要易引起低氧血症。

### 3. 弥散功能障碍

肺换气功能主要通过弥散功能来完成。常见的弥散功能障碍是由于肺泡膜面积减少或肺泡膜异常增厚时引起的气体交换障碍。

### 三、临床表现

#### 1. 呼吸困难

呼吸衰竭最早出现的症状。

#### 2. 发绀

缺氧的典型表现。严重休克等原因引起末梢循环障碍的患者，即使血氧动脉分压正常，也可出现发绀，称为外周性发绀；由于动脉血氧饱和度降低引起的发绀，称为中央性发绀。

#### 3. 精神神经症状

急性缺氧可以出现精神错乱、躁狂、昏迷、抽搐等症状。如果合并急性二氧化碳潴留，可出现嗜睡、淡漠、扑翼样震颤，以致呼吸骤停。

#### 4. 循环系统

表现为多数患者心动过速，严重低氧血症、酸中毒可引起心肌损害，还可引起周围循环衰竭、血压下降、心律失常、心搏停止。

#### 5. 消化和泌尿系统表现

严重呼吸衰竭患者可出现丙氨酸氨基转移酶与血浆

笔记：

尿素氮升高；个别病例可出现尿蛋白、红细胞和管型。

### 四、急救原则

1. 保持呼吸道通畅

积极改善通气，促进痰液排出，使用支气管扩张剂（氨茶碱受体兴奋剂等）解除气道痉挛既可改善通气又利于排痰。肾上腺皮质激素可减轻呼吸道黏膜水肿充血。严重者可以采用气管插管或气管切开进行机械通气。

2. 改善缺氧、纠正 $CO_2$ 潴留和代谢功能紊乱

纠正低氧血症，可用鼻导管或面罩吸氧，严重缺氧和伴有二氧化碳潴留，有严重意识障碍，出现肺性脑病时应使用机械通气以改善低氧血症。

3. 合理使用抗生素，协助患者正确留取痰标本。

4. 防治多器官功能损害。

5. 积极治疗基础疾病和诱发因素。

### 五、辅助检查

1. 血气分析。

2. 电解质检查。

3. 痰液检查。

4. 其他检查

如肺功能检查、胸部影像学检查等根据原发病的不同而有相应的发现。

*笔记：*

### 六、护理评估

1. 病史

详细询问病史，了解有无原发病，如反复呼吸道感染史、外伤、中毒、误吸等，了解症状出现的时间和患者的互相状况。

2. 身心状况

（1）症状与体征：

1）评估生命体征、尿量和皮肤色泽。

2）评估呼吸频率、节律和深度。使用辅助呼吸肌呼吸的情况。呼吸困难的程度。

3）评估痰的色、质、量、味及痰液的实验室检查结果，并及时做好记录正确留取痰液检查标本。

4）评估缺 $O_2$ 及 $CO_2$ 潴留的症状和体征，如有无发绀、球结膜水肿、肺部有无异常呼吸音及啰音。

5）评估意识状况及神经精神症状，观察有无肺性脑病的表现。

（2）心理和社会状况：由于病情危急，神志尚清楚的患者可出现恐惧、焦虑的心理，影响抢救的成功。因此，做好心理护理，可稳定患者的情绪，提高抢救的成功率。护理人员要表现出自信、镇静、耐心及对患者的理解，加强沟通。

### 七、护理措施

1. 一般护理

笔记：

严密观察生命体征。观察患者的呼吸状况，包括呼吸频率、深度，有无口唇发绀，监测心率血压的变化，注意有无心律失常。

2. 急救护理

（1）保持呼吸道通畅：

1）指导患者有效咳嗽、咳痰、更换体位。

2）危重患者每2~3小时翻身拍背一次，帮助排痰，如建立人工气道患者，应加强气道温、湿化管理。吸痰时应注意无菌操作。

（2）根据血气分析和临床情况合理给氧：

1）注意密切观察氧疗效果。

2）注意保持吸入氧气的湿化，避免干燥的氧气对呼吸道产生刺激和黏液栓的形成。

3）向患者及家属说明氧疗的重要性，叮嘱不要擅自停止吸氧或变动氧流量。

（3）指导、教会病情稳定的患者缩唇呼吸，通过腹式呼吸时膈肌的运动和缩唇呼吸促使气体均匀而缓慢地呼出。以减少肺内残气量，增加肺的有效通气量，改善通气功能。

（4）病情危重患者建立人工气道（气管插管或气管切开）。按人工气道护理要求做好特护记录单。

（5）配合抢救：发现病情变化及时抢救，迅速准备好相关抢救用品，及时准确做好各项抢救配合，赢得抢救时机，提高抢救成功率。同时做好患者家属的护理。

笔记：

### 八、健康指导

1. 向患者及家属讲解疾病的发病机制、发展和转归。

2. 鼓励患者进行呼吸运动锻炼，教会患者有效咳嗽咳痰技术。

3. 遵医嘱正确用药，指导并教会低氧血症的患者及家属学会合理的家庭氧疗方法。

4. 指导患者合理的活动与休息。

5. 增强体质，避免各种引起呼吸衰竭的诱因。

（贠　欣）

# 第六节　急性上消化道出血的急救护理

### 一、定义

急性上消化道出血指屈氏韧带以上的消化道，包括食管、胃、十二指肠、胆道和胰管等病变引起的出血。根据出血的病因分为非静脉曲张性出血和静脉曲张性出血两类。在所有引起急性上消化道出血的病因中，十二指肠溃疡、胃溃疡和食管静脉曲张占前三位。

### 二、发病机制

1. 上胃肠道疾病

笔记：

----------------------------------------

----------------------------------------

消化性溃疡最为常见，其次为急性糜烂性出血性胃炎，再次为胃癌、慢性胃炎、胃黏膜脱垂、十二指肠炎等。

2. 门静脉高压引起食管、胃底静脉曲张破裂，如肝硬化。

3. 上胃肠道邻近器官或组织的疾病，如胰腺癌。

4. 全身性疾病，如白血病、应激性溃疡。

### 三、临床表现

典型的临床表现为呕血、黑便或血便，常伴失血性周围循环衰竭。

1. 呕血

上消化道出血的特征性症状：呕吐物的颜色主要取决于是否经过胃酸的作用。出血量小，在胃内停留时间较长，呕吐物多棕褐色呈咖啡渣样；出血量大、出血速度快、在胃内停留时间短，呕吐物呈鲜红或有血凝块。通常幽门以上大量出血表现为呕血。

2. 黑便或便血

黑便色泽受血液在肠道内停留时间长短的影响。通常黑便或柏油样便是血红蛋白的铁经肠内硫化物作用形成硫化铁所致；出血量大、速度快、肠蠕动亢进时，粪便可呈暗红色甚至鲜红色，类似下消化道出血。

3. 失血性周围循环衰竭

出血量大、出血速度快时，可出现不同程度的头晕、乏力、心悸、出汗、口渴、黑蒙、晕厥、尿少以及

笔记：

意识改变。少数患者就诊时仅有低血容量性周围循环衰竭症状，而无显性呕血或黑便，需注意避免漏诊。

4. 其他临床表现

（1）贫血和血常规变化：急性大量出血后均有失血性贫血。

（2）发热：上消化道大量出血后，多数患者在 24 小时内出现低热，持续几日至一星期。发热的原因可能由于血容量减少、贫血、周围循环衰竭、分解蛋白的吸收等因素导致体温调节中枢的功能障碍。

（3）氮质血症：上消化道大量出血后，由于大量血液分解产物被肠道吸收，引起血尿素氮浓度增高，称为肠源性氮质血症。

## 四、急救原则

上消化道出血的急诊诊治过程分为三个阶段，分别是紧急治疗期、病因诊断期和加强治疗期。紧急治疗期：患者入院 6～48 小时，治疗目标是控制急性出血、维持患者生命体征平稳并针对患者病情做出初步诊断及评估，治疗手段以药物治疗为主。病因诊断期：入院 48 小时内，急性出血得到控制，患者血流动力学稳定的情况下，行急诊内镜检查以明确病因并进行相应的内镜下治疗。无法行内镜检查的患者，可根据情况进行经验性诊断、评估和治疗。加强治疗期：入院后 3～7 天，治疗目标是病因治疗，预防早期再出血的发生。病因明确

笔记：

后，可根据不同病因采取不同的治疗手段。临床推荐采用以药物联合内镜治疗为主的综合治疗方法。

1. 严密监测出血征象

（1）记录呕血、黑便和便血的频度、颜色、性质、次数和总量。

（2）定期复查血细胞比容、血红蛋白、红细胞计数、血尿素氮等。

（3）观察意识状态、血压、脉搏、肢体温度、皮肤和甲床色泽、周围静脉充盈情况、尿量等，意识障碍和排尿困难者需留置尿管。

2. 备血、建立静脉通道

危重大出血和老年患者应建立中心静脉通道，便于快速补液输血。

3. 快速补液、输血纠正休克

（1）通常主张先输液，存在以下情况考虑输血：收缩压低于90mmHg，或较基础收缩压下降超过30mmHg；血红蛋白低于70g/L，血细胞比容低于25%；心率增快，超过120次/分钟。

（2）病情危重、紧急时，输液、输血同时进行。

（3）对高龄、伴心肺肾疾病患者，应防止输液量过多，以免引起急性肺水肿。对于急性大量出血者，应尽可能施行中心静脉压监测，以指导液体的输入量。

（4）血容量充足的指征：收缩压90~120mmHg；脉搏<100次/分钟；尿量>40ml/h、血$Na^+$<140mmol/L；

笔记：

神志清楚或好转，无明显脱水貌。

4. 止血措施

（1）药物治疗：

1）近年来对消化性溃疡疗效最好的药物是质子泵抑制剂奥美拉唑，$H_2$受体拮抗剂西咪替丁或雷尼替丁，或雷尼替丁在基层医院亦较常用。

2）食管、胃底静脉曲张破裂出血时，垂体后叶素是常用药物，但患高血压病、急性冠脉综合征或孕妇不宜使用。生长抑素，对上消化道出血的止血效果较好。短期使用几乎没有严重不良反应，但价格较贵。

（2）三腔气囊管压迫止血。

（3）内镜直视下止血。

（4）血管介入技术。

（5）手术治疗。

**五、辅助检查**

1. 化验检查

包括血常规、血型、出凝血时间、大便或呕吐物的隐血试验肝功能及血肌酐、尿素氮等。

2. 特殊检查方法

（1）内镜检查：胃镜直接观察，即能确定，并可根据病灶情况作相应的止血治疗。

（2）选择性动脉造影并进行栓塞治疗。

（3）X 线钡剂造影。

笔记：

（4）放射性核素扫描。

## 六、护理评估

1. 病史

了解患者的既往史，用药史，及现在有无呕血与黑便、头晕等失血性周围循环衰竭的临床表现，呕血和黑便的性状，出血量的大小，同时估计出血量和速度。

2. 身心状况

患者发生大出血时，精神高度紧张。恐惧心理严重，有濒死感。医护人员首先要情绪稳定，做到抢救快而不乱，安置好患者，稳定家属情绪。用抢救成功的病例来安慰患者，消除其紧张、焦虑、恐惧等心理问题，树立战胜疾病的信心。

（1）症状与体征：观察患者的生命体征。心率、血压、脉搏、呼吸、尿量及意识变化等。如患者头晕、心悸、出汗、脉细数、血压下降、精神烦躁不安或意识不清等周围循环衰竭表现。

（2）心理和社会状况：急性上消化道出血由于起病急、失血量大，大部分患者均会出现恐惧、绝望的心理。患者对病情存在不可控制、不可预见因素的影响，导致患者心理应激反应更高，产生各种负性情绪。焦虑则是一种防御性的反应，焦虑同时会导致大脑皮层功能失调，从而使肾上皮脂腺激素分泌进一步加速，胃酸分泌增多，严重影响胃及十二指肠止血效果，并且会造成

笔记：

血管扩张，由此而使消化道出血现象进一步加重。护理人员应当给予其关心、安慰，介绍成功病例，遵医嘱给予镇静剂，同时尽可能满足患者需求，使患者能够稳定情绪，消除负性情绪，保持乐观情绪，树立战胜疾病的信心，积极配合治疗，减少再出血。

### 七、护理措施

1. 一般护理

（1）体位：应绝对卧床休息，头偏向一侧避免误吸，保持呼吸道畅通，必要时吸氧。

（2）迅速建立静脉通路。

（3）加强基础护理：保持皮肤及肛周的清洁，及时清除排泄物，更换污染的衣物与被服，避免不良刺激，减轻患者的心理压力。

2. 急救护理

（1）严密监测患者生命体征，如心率、呼吸、脉搏、血压、尿量及神志变化。给予多功能监护仪进行监护，每 15~30 分钟测量脉搏、血压 1 次。上消化道大出血时要建立两条静脉通道，快速输液输血扩充血容量，尤其是出现低血容量休克时应快速滴入观察呕血与黑便情况。并配合医师定期抽血复查。

（2）迅速建立静脉通道，积极补充血容量，尽快配血，并使各种急救器材处于良好的备用状态，遵医嘱使用止血剂。

笔记：

（3）活动性出血期间严禁患者口服药物和食物。

（4）严格遵医嘱用药，熟练掌握所用药物的药理作用、注意事项及不良反应。

## 八、健康指导

指导患者合理饮食是避免上消化道出血诱因的重要环节。起居有常、劳逸结合、情绪乐观，保证身心休息。戒烟戒酒，在医生指导下用药，勿自我处方。指导用药方法，讲解药物作用，并讲解药物的不良反应。帮助患者及家属掌握有关疾病的病因和诱因、预防、治疗知识，以减少再度出血的危险，教会患者和家属识别出血征象和应急措施。

（贠　欣）

# 第七节　急性胰腺炎的急救护理

## 一、定义

急性胰腺炎是多种病因导致的胰酶在胰腺内被激活后引起胰腺及其周围组织自身消化所致的化学性炎症。

## 二、发病机制

国内以胆道疾病常见，国外以大量饮酒为主要原因。

笔记：

1. 胆道疾病

胆石症多见。胰管和胆总管汇合成共同的通道开口于十二指肠壶腹部。

2. 胰管梗阻

胰液排泄障碍,使胰腺泡破裂,胰液溢入间质,引起急性胰腺炎。

3. 大量饮酒和暴饮暴食

胰腺分泌过度旺盛,刺激奥迪(Oddi)括约肌痉挛,胰液排出受阻。

4. 手术和外伤

腹部手术引起胰腺供血障碍或直接、间接损伤胰腺,引起胰腺炎。

### 三、临床表现

急性胰腺炎根据其病理改变一般分为急性水肿型胰腺炎和出血坏死型胰腺炎。急性水肿型胰腺炎多见,症状相对较轻;出血坏死型少见,症状较重,常伴休克及多种并发症,病死率高。

1. 症状

(1)腹痛:为主要首发症状,多在暴饮暴食、高脂饮食及饮酒后突然发生。疼痛剧烈而持续,呈胀痛、钻痛、绞痛或刀割样痛。腹痛常位于中上腹部,向腰背部呈带状放射,一般镇痛剂无效。水肿型患者3~5天后疼痛缓解;出血坏死型患者病情发展迅速,腹痛持续时间

笔记:

长，可为全腹痛。

（2）恶心、呕吐：起病后即可出现，呕吐后腹痛不减轻，出血坏死型患者常有明显腹胀或麻痹性肠梗阻。

（3）发热：多为中度发热，一般持续 3~5 天，如超过 39℃，常提示有并发症出现。

（4）水电解质及酸碱平衡紊乱：患者可出现脱水，呕吐频繁可出现代谢性碱中毒。病情严重者可伴有代谢性酸中毒，低钾、低镁、低钙血症。

（5）休克：常见于出血坏死型胰腺炎，可发生在病程的各个时期，主要病因为各种因素引起的有效循环血容量不足。

2. 体征

（1）急性水肿型体征较少，仅有上腹中等疼痛。

（2）出血坏死型上腹压痛明显，并发腹膜炎时呈全腹痛及反跳痛，腹肌紧张，肠鸣音减弱或消失，可有移动性浊音。由于胰酶、坏死组织出血沿腹膜间隙与肌层渗入腹壁下，腰部两侧可出现灰紫色淤斑。

3. 并发症

主要见于出血坏死型胰腺炎。局部并发症有胰腺脓肿和假性囊肿；全身并发症有心衰竭、急性肾衰竭、败血症、DIC 等，病死率极高。

**四、急救原则**

1. 抑制或减少胰腺分泌

笔记：

（1）禁食及胃肠减压：轻型水肿型需短期禁食；肠麻痹、肠胀气明显或需手术者宜行胃肠减压。

（2）抗胆碱能药：阿托品、654-2等肌内注射，注意有肠麻痹、严重腹胀时不宜使用。

（3）H$_2$受体拮抗剂：常用西咪替丁、雷尼替丁、法莫替丁静脉滴注。

（4）生长抑素：能抑制胰酶分泌、合成，减轻腹痛，减少并发症，是治疗出血坏死型急性胰腺炎的首选药物，如奥曲肽、思他宁等。

2. 解痉镇痛

阿托品、654-2、哌替啶（度冷丁）；诊断不明者禁用；禁用吗啡。

3. 抗休克及纠正水电解质平衡失调

静脉输液量2500～3000ml/d，补充钾、钠、钙、镁等，休克患者给予白蛋白、血浆、鲜血、营养热卡，以补充热量维持血容量及水电解质平衡。

4. 抗感染

通常选用第三代头孢菌素类抗生素，注意联合用药、足量使用。

5. 营养支持

重症患者要注意全胃肠外营养（TPN）。

6. 手术治疗

疑似肠坏死、胰腺脓肿、胆道梗阻加重者宜手术治疗。

笔记：

## 五、辅助检查

1. 血清淀粉酶测定

6~12 小时开始升高，持续 3~5 天，血清淀粉酶超过正常值 3 倍即可确诊。

2. 尿液淀粉酶测定

升高较晚，发病后 12~14 小时开始升高，可持续1~2 周。

3. 血清脂肪酶测定

起病后 2~3 天开始升高，对就诊较晚的急性胰腺炎患者有诊断价值。

4. 影像学检查

B 超与 CT 扫描可见胰腺弥漫增大，轮廓与周围边界不清楚等。X 线腹部平片可发现液平面。

## 六、护理评估

1. 病史

询问患者是否有胆道疾病、十二指肠病变，发病前是否酗酒、暴饮暴食。了解患者心理状态，对疾病认识程度以及家属支持情况。

2. 身体评估

（1）评估患者有无腹痛症状：90% 以上的患者开始即有腹痛，程度不等，与饱餐和酗酒有关。典型者突发腹痛，持续性腹痛阵发加重，进食后疼痛加剧，屈膝侧卧位体位和前倾体位或可减轻，疼痛部位多数在中上腹，也可

笔记：

偏左或偏右，疼痛向腰背部放散，极少数可出现下腹或全腹痛及向左肩放散。腹痛不能为一般解痉剂所缓解。

（2）评估患者有无恶心、呕吐症状：在疼痛同时几乎全部有恶心、呕吐，呕吐物为胃内容物，常有胆汁，呕吐后不能使疼痛减轻。乙醇性胰腺炎恶心、呕吐常先于腹痛时出现；由胆道疾病引起者，恶心、呕吐常在腹痛发生之后。

（3）评估患者有无发热症状：多数为中度发热，少数为高热，一般持续 3~5 天。出血坏死型患者发热较高，且持续不退，特别在胰腺或腹腔有继发感染时常呈弛张高热。

（4）评估患者有无腹胀症状：轻度腹胀为常见且是出现较早的症状，由放射性肠段麻痹或整个肠道充气所致，此时肠鸣音可稍减弱。

（5）评估患者有无休克症状：仅见于出血坏死型患者。可在起病数小时突然出现，提示胰腺有大片坏死。也可逐渐出现，或在有并发症时出现。

（6）评估患者有无水、电解质紊乱及酸碱平衡失调：呕吐频繁者可有代谢性碱中毒，出血坏死型者常有脱水和代谢性酸中毒，并常伴有血钾、血镁降低。低钙血症引起手足抽搐，常是重症与预后不良的征兆。

## 七、护理措施

1. 监护病情

笔记：

严密观察患者生命体征及神志变化；记录 24 小时出入量；观察患者腹部体征（腹痛的部位及性质，有无放射痛、腹胀等）；遵医嘱监测白细胞、电解质，血、尿淀粉酶等。

2. 休息与体位

绝对卧床休息，注意保暖。弯腰、屈膝侧卧位可缓解疼痛。鼓励患者翻身。

3. 饮食护理

急性期禁食，遵医嘱行胃肠减压。注意补液量及补充电解质，维持水电解质平衡。症状好转后可给予清淡流质、半流质、饮食，但忌油腻饮食，选用少量优质蛋白质，以利于胰腺的修复。

4. 药物护理

遵照医嘱给予镇痛药、抗生素等。

5. 口腔护理与高热护理

禁食期间口渴时可含漱或湿润口唇，一般不能饮水；胃肠减压期间可用润唇膏涂抹口唇，定时用生理盐水漱口。高热时给予物理降温，并做好皮肤护理。

6. 心理护理

禁食、疼痛等原因易造成患者心理压力过大，护士应运用沟通技巧解除患者紧张焦虑情绪，使其积极配合治疗。

7. 防治低血容量性休克

（1）准备抢救物品及抢救药品。有条件时应转入

ICU 监护。

（2）嘱患者取仰卧位，注意保暖及吸氧。

（3）迅速建立静脉通道，遵医嘱用药，必要时输血制品以纠正低血容量。

（4）对发生呼吸困难、有急性呼吸窘迫者，应做气管切开或气管插管接呼吸机辅助呼吸。

（5）对严重的出血坏死型胰腺炎需做急症手术者，及时转外科治疗。

### 八、健康指导

耐心向患者及其家属介绍发病的主要诱因，积极治疗胆道疾病；强调避免暴饮暴食及酗酒的重要性；采用低脂、无刺激的食物，防止复发；指导患者及家属注意饮食卫生；有胆道疾病、十二指肠疾病者积极治疗；避免过度劳累及情绪激动。

（石　妍）

## 第八节　肝性脑病的急救护理

### 一、定义

肝性脑病是严重肝病引起的以代谢紊乱为基础的中枢神经系统功能失调的综合征。主要临床表现为意识障碍，行为异常和昏迷。

笔记：

## 二、发病机制

肝性脑病的发病机制迄今尚未完全阐明。一般认为发病原因是肝细胞功能衰竭和门-腔静脉之间手术造成或自然形成的侧支分流，使来自肠道的许多毒性代谢产物，未经肝脏解毒或清除，经侧支循环进入体循环，透过大脑屏障，引起大脑功能紊乱。有关肝性脑病的发病机制有氨中毒学说，假性神经递质学说，氨基酸代谢不平衡学说，γ-氨基丁酸/苯二氮䓬学说。其中，氨中毒学说是肝性脑病的重要发病机制。

## 三、临床表现

根据患者意识障碍程度、神经系统表现和脑电图改变，分为四期：

一期（前驱期）：轻度的性格改变和行为异常。应答尚准确，但反应迟钝，吐字不清且较慢。患者可表现为欣快感或沉默寡言，不讲卫生或随地大小便，典型的患者可有扑翼样震颤，脑电图多正常。历时数日或数周，症状不明显，易被忽视。

二期（昏迷前期）：以意识错乱、睡眠障碍、行为异常为主要表现。患者定向力和理解力减退，举止反常，睡眠时间颠倒。部分患者可有幻觉、躁狂等较严重的精神症状。患者有明显的神经系统阳性体征，如肌张力增高，腱反射亢进。扑翼样震颤存在，脑电图有特征

笔记：

性异常。

三期（昏睡期）：以昏睡和精神错乱为主，患者大部分时间呈昏睡状态，可以唤醒，醒时尚可应答，但常有神志不清和幻觉，扑翼样震颤可引出，脑电图异常。体检有肌张力增高，反射亢进。

四期（昏迷期）：意识完全丧失，不能唤醒。浅昏迷时对疼痛刺激尚有反应，腱反射和肌张力仍亢进，患者扑翼样震颤无法引出。深昏迷时，各种腱反射消失，肌张力降低，瞳孔散大，可出现阵发性惊厥和踝痉挛阳性，脑电图明显异常。

### 四、急救原则

1. 去除诱因，避免诱发和加重肝性脑病

2. 减少肠内毒物的生成和吸收

（1）饮食结构的调整：肝性脑病患者应限制蛋白质的摄入，能量的供给主要以糖类为主。

（2）灌肠和导泻：清除肠道内积血和其他含氮物。

1）用生理盐水或弱酸性溶液灌肠。

2）33%硫酸镁 30~60ml 导泻。

3）乳果糖灌肠。

（3）抑制肠道细菌生长：口服新霉素或甲硝唑，可抑制肠道产尿素酶的细菌，减少氨的产生。

3. 促进有毒物质的清除，纠正电解质和酸碱平衡紊乱

笔记：

（1）谷氨酸钾或谷氨酸钠与游离氨生成谷氨酰胺而使氨失去活性。肾功能不全、尿少时禁用或慎用钾盐，明显水肿、腹水或脑水肿慎用或禁用钠盐。

（2）精氨酸呈酸性，不含 $K^+$、$Na^+$，适用于血 pH 偏高及腹水的患者。

4. 对症治疗

（1）纠正水、电解质和酸碱失衡：每日液体入量不超过 2500ml，腹水患者以尿量加 1000ml 为标准控制入量。

（2）防治脑水肿，可静滴甘露醇等脱水剂。

（3）有出血倾向者，可输血或静滴维生素 $K_1$。

（4）保持呼吸道通畅：深昏迷患者头偏向一侧，必要时吸痰。

5. 其他治疗

（1）介入治疗。

（2）血液透析或血液灌流治疗。

（3）肝移植手术。

## 五、辅助检查

1. 血氨

肝性脑病患者多伴有血氨升高。

2. 脑电图改变

前驱期正常；二、三期患者脑电图明显异常；昏迷期脑电图改变特异性不强。

*笔记*：

### 3. 心理智能测试

用于诊断轻微肝性脑病。

## 六、护理评估

### 1. 病史

询问患者有无肝硬化病史及治疗情况；询问患者发病前是否大量服用动物蛋白，有无恶心、呕吐、腹胀、便秘等情况；有无长期服用肝毒性药物；近期有无大量放腹水或大量利尿；有无行门-体分流手术史；了解患者既往的治疗及用药情况。

### 2. 身体评估

症状于体征：肝性脑病各期分界不很清楚，前后期临床表现可有重叠。病情发展或好转时，程度可进级或退级。肝功能严重损伤的肝性脑病常有明显黄疸、出血倾向、肝臭，易并发各种感染、肝肾综合征、脑水肿等情况。各期症状和体征见表2-1。

### 3. 心理和社会状况

肝性脑病病程长，且病情逐渐加重，长期治疗影响家庭生活，造成过重的经济负担。患者及家属常出现悲观、焦虑、绝望等心理问题。疾病后期，患者会出现昏迷，故家属往往表现出非常紧张和担忧的情绪。

笔记：

表 2-1 肝性脑病临床分期及主要表现

| 项目 | 前驱期 | 昏迷前期 | 昏睡期 | 昏迷期 |
|---|---|---|---|---|
| 主要表现 | 轻度性格改变和行为异常 | 意识模糊、睡眠障碍、行为异常 | 昏睡、精神错乱 | 昏迷 |
| 扑翼样震颤 | 有 | 有 | 有 | 无 |
| 腱反射亢进 | 无 | 有 | 有 | 无 |
| 脑电图改变 | 无 | 有 | 有 | 有 |

## 七、护理措施

1. 密切观察病情变化、思维、认知的变化，记录生命体征、判断意识状态程度。通过化验了解患者血氨、肝肾功能及电解质情况。

2. 对躁动患者要加强护理，使用床档、约束带等保护患者安全，防止发生坠床等意外伤害。

3. 去除和避免诱发因素

（1）避免使用含氮药物、镇静安眠药和麻醉药，以防抑制呼吸中枢烦躁，加重缺氧及肝肾损害。烦躁患者可注射地西泮 5～10mg，忌用水合氯醛、吗啡、硫喷妥钠等药物。

（2）避免大量快速放腹水，防止有效循环血量减少，放腹水时要遵医嘱输注白蛋白。

笔记：

（3）预防感染：感染会增加肝脏负荷，引起机体分解代谢增加，产氨增加。加强皮肤护理、口腔护理，防治皮肤、呼吸系统、泌尿系统感染。

（4）保持大便通畅，防止便秘发生：可用生理盐水或弱酸性溶液灌肠，禁用肥皂水灌肠。可口服25%硫酸镁30~60ml导泻，注意观察生命体征，出入量及粪便颜色。

（5）积极预防上消化道出血，及时清除肠道内积血，减少氨的产生。

（6）禁食或限食者，避免低血糖。

4. 合理饮食

（1）昏迷患者数日内，禁食蛋白质，以碳水化合物为主。

（2）神志清醒后，可增加蛋白质，以植物蛋白为好，每天40~50g。

（3）尽量少食用高脂肪食物。

（4）不宜用维生素 $B_6$。

5. 用药护理

（1）应用谷氨酸钾、谷氨酸钠时，注意观察尿量、腹水程度及电解质情况。尿量少时慎用钾剂，明显水肿和腹水时慎用钠盐。

（2）应用精氨酸时，速度不宜过快，以免引起流涎、面色潮红、呕吐等反应。

（3）应用新霉素，可引起听力和肾脏受损。

（4）应用乳果糖时，注意有无腹胀、恶心、呕吐等

笔记：

症状。

6. 昏迷患者的护理

（1）保持呼吸道通畅，头偏向一侧。

（2）做好口腔护理、眼的护理，眼睑闭合不全患者可涂抹眼药膏。

（3）做好皮肤护理，定时翻身，保持床单位平整，防止压疮的发生。

（4）尿潴留及尿失禁患者，留置尿管。

（5）给患者做肢体的被动运动，防止血栓形成和肌肉萎缩。

## 八、健康指导

1. 疾病预防知识的指导

介绍疾病有关知识，避免肝性脑病的诱发因素。

2. 用药指导

指导患者严格遵医嘱用药，了解药物的副作用，定期复诊。

3. 家庭指导

教会家属识别肝性脑病的先兆症状，特别是思维、认知的变化，性格行为的异常等，应及早发现，及早治疗。家属要给予患者精神支持和生活照顾，帮助患者树立战胜疾病的信心。

（石 妍）

笔记：

# 第九节 急性肾衰竭的急救护理

## 一、定义

急性肾衰竭（ARF）指由各种病因所致肾功能在短期内急剧下降而致含氮产物体内积聚及水、电解质、酸碱平衡紊乱为特征的临床综合征。肾功能短期内（数小时至数周）迅速减退，使肾小球滤过功能（以 Ccr 表示）下降低至正常值的 50% 以下，BUN 及 Scr 迅速升高并引起水、电解质及酸碱平衡失调及急性尿毒症症状。

## 二、发病机制

急性肾衰竭的发病机制十分复杂，传统的认识大多停留在细胞水平，即由于各种肾缺血（或中毒）而导致肾小管堵塞、肾小管液回漏、肾血管血流动力学的改变以及肾小球通透性改变，目前对急性肾衰的发病机制在细胞生物学及分子水平上对急性肾小管坏死的形态学改变、细胞生物学、缺血再灌注损伤、细胞因子等进行了深入研究，认为多种因素均在急性肾衰的发病中起重要作用。

1. 肾前性肾衰

主要为有效循环血容量减少（包括各种原因的液体丢失和出血），肾脏灌注减少，有效动脉血容量减少、低心排血量、肾内血流动力学改变和肾动脉机械性

笔记：

梗阻。

2. 肾性肾衰

（1）肾实质受损，常见的是肾缺血或肾毒性物质损伤肾小管上皮细胞（如急性肾小管坏死，ATN），约占急性肾衰的75%~80%，多数是可逆的。

（2）肾小球疾病、肾小血管病，见于各种急性肾炎、急进性肾炎、多发小血管炎、肾皮质坏死等。

（3）肾间质病变（过敏性、感染性、代谢性、肿瘤性）。

3. 肾后性肾衰

主要见于急性尿路梗阻，如结石、肿瘤、输尿管瘢痕收缩等。

### 三、临床表现

1. 少尿或无尿期

尿量<400ml/24h。

（1）尿量减少：尿量骤减或逐渐减少，持续时间为1~2周。

（2）进行性氮质血症：由于肾小球滤过率降低，使排出的氮质和其他代谢物减少，血肌酐和尿素氮升高，可导致消化、神经、心血管、血液系统功能障碍，严重者导致死亡。

（3）水、电解质紊乱和酸碱平衡失常：

1）水过多：由于摄入量控制不严，摄入或补液量

笔记：

过多所致，表现为稀释性低钠血症、水肿、高血压、左心衰和脑水肿。

2）高钾血症：由于尿液排钾减少、分解代谢钾离子、酸中毒时细胞内钾转移至细胞外所致。高钾主要抑制心肌细胞，可导致严重的心律失常、心室颤动或心脏骤停。

3）代谢性酸中毒：呼吸深大而快，严重者可致呼吸肌麻痹、低血压、休克等。

（4）心血管系统：

1）高血压：可加重高血压，严重者可出现高血压脑病。

2）心力衰竭：主要为体液潴留引起。

3）心律失常：与高血钾有关，可出现窦房结暂停、心脏骤停、房室传导阻滞、室性心动过速、心室颤动。

4）心包炎：心包摩擦音和胸痛。

2. 多尿期

进行性尿量增多是肾功能开始恢复的一个标志。

3. 恢复期

血尿素氮和肌酐接近正常，尿量逐渐恢复。若肾功能持久不恢复，提示伸张遗留永久性损伤。

**四、急救原则**

1. 肾前性 AKI

补足容量，维持胶体渗透压，保证血压。

笔记：

2. 控制容量

呋塞米，必要时肾脏替代治疗。

3. 营养支持

能量为主，注意补充维生素和微量元素。

4. 控制高钾血症

立即停止输注含钾液体，严密监测患者生命体征变化，必要时予以血液透析。

5. 纠正代酸、贫血。

6. 停用潜在肾毒性药物。

7. 预防及控制感染。

## 五、辅助检查

1. 尿液检查

尿蛋白升高，尿比重 1.015 以下。

2. 血液检查

血常规、肾功能（血肌酐、血尿素氮升高）。

3. B 超

双肾膀胱输尿管超声。

## 六、护理评估

1. 评估患者有无胸闷气促、咳粉红色泡沫痰等肺水肿、心力衰竭的表现，有无高钾、酸中毒的表现，消化道症状，出血、贫血现象，感染情况，有无其他脏器衰竭。

笔记：

## 2. 心血管系统

评估心率，心律，血压波动情况，心力衰竭，水肿消长情况。

## 3. 消化系统

评估有无恶心呕吐，食欲不振，大便量、颜色、次数、形状及腹部体征。

## 4. 呼吸系统

评估有无胸闷、气促、咳嗽、咳痰、深大呼吸，呼吸困难、憋气等。

## 5. 管路

评估血透装置及管路的情况。

6. 心理状况、家庭支持情况，家族史。

## 七、护理措施

观察患者意识情况，严密观察生命体征及出入量的变化，定时检测体温、脉搏、呼吸、血压和出入量情况，并做好记录。

## 1. 少尿期的观察与护理

（1）绝对卧床，注意肢体功能锻炼。

（2）严密观察患者有无胃肠道症状，如厌食、恶心、呕吐及消化道出血等。

（3）严密观察患者神经系统症状，如性格改变、表情淡漠及昏迷、抽搐等。

（4）观察有无酸中毒、高钾血症、低钠血症、低钙

笔记：

血症等。

（5）做好透析护理，各个管路固定情况，勿打折，勿滑脱，管路保持通畅，记录好出入量。

2. 多尿期的护理

（1）严密观察患者出入量情况，准确记录出入量。

（2）监测血液电解质情况，建议患者多进食含钾丰富的食物，如香蕉。

（3）饮食护理，积极健康宣教，进食优质蛋白，如牛奶、鸡蛋、瘦肉等，合理安排三餐。

（4）预防感染，保持病室空气新鲜、通风，注意保暖，减少探视陪护，减少交叉感染，加强口腔及外阴的护理。

3. 恢复期的护理

鼓励患者适当运动，合理饮食，避免使用肾毒性的药物，预防感染。

4. 心理护理

急性肾衰竭属于危重症之一，患者会有濒死感、恐惧感，护士应做好患者及家属的宣教工作，告知疾病发展过程，以降低患者的紧张，取得他们的支持与配合。

## 八、健康指导

1. 少尿期应绝对卧床休息，保持安静，以降低新陈代谢率，减轻肾脏的负担。当转入多尿期后可适当活

笔记：

动，劳逸结合。

2. 饮食指导

急性期严格限制蛋白质的摄入 20～30g/d，可进食如牛奶、鱼、瘦肉、鸡蛋等。尽量少食花生、蚕豆、绿豆等植物蛋白。

3. 控制入液量

入液量＝前一天出量＋基础补液量。

4. 按医嘱服药，不乱使用药物和毒物进入体内。

5. 注意个人卫生，如口腔、会阴、指甲，皮肤瘙痒时避免抓挠，避免感染。

（谷　婷）

# 第十节　胆石症的急救护理

## 一、定义

胆石症包括发生在胆囊和胆管内的结石，是胆道系统常见病和多发病。近些年，伴随生活质量的提高和不良饮食习惯的改变，胆囊结石约占 79.9%，胆管结石和肝内胆管结石的相对发病率 6.1%～4.7%，胆囊合并胆管结石（原发、继发）约占 9.2%。我国胆石症形成原因已由以胆管的胆色素结石转变为以胆囊的胆固醇结石为主。

笔记：

## 二、发病机制

胆结石的种类多种，病因复杂，任何影响胆固醇与胆汁酸浓度比例改变和造成胆汁淤积的因素都能导致结石形成。

1. 胆石的分类

（1）按结石所在部位分类：胆囊结石，肝外胆管结石，肝内胆管结石。

（2）按胆结石的化学成分或结石所在部位进行分类，见表2-2。

表2-2　胆石的分类

| 胆石类型 | 成分及所在部位 |
| --- | --- |
| 胆固醇结石 | 胆固醇为主要成分<br>呈白黄、灰黄或黄色，质硬<br>单发或多发，X线多不显影 |
| 胆色素结石 | 以胆色素为主要成分，形状大小不一<br>黑色胆色素结石：无胆汁酸、无细菌、质硬，均在胆囊内<br>棕色胆色素结石：有胆汁酸、有细菌、质软易碎，主要在肝内、外胆管内 |
| 混合型结石 | 由胆红素、胆固醇、钙盐等多种成分混合形成 |

笔记：

2. 胆石的成因

（1）胆道感染：胆汁淤滞、细菌或寄生虫入侵等。

（2）胆道异物：蛔虫、华支睾吸虫或成虫的尸体可成为结石的核心。

（3）胆道梗阻：可引起胆汁滞留，形成胆色素结石。

（4）代谢因素：胆汁中胆固醇浓度明显增高，呈过饱和状态的胆固醇析出、沉淀、结晶形成结石。

（5）胆囊功能异常：胆囊收缩功能减退，胆囊内胆汁淤滞有利于结石形成；胆囊收缩减少，胆汁排空延迟而增加发生结石的可能。

（6）其他：雌激素、遗传因素亦与胆结石的成因有关。

### 三、临床表现

1. 胆囊结石

（1）胆绞痛：常发生在饱餐、进食油腻食物后或睡眠中体位改变时，疼痛位于右上腹或上腹部，呈阵发性或持续疼痛阵发性加剧，可向右肩胛部和背部放射，可伴恶心、呕吐。首次胆绞痛出现后，约70%的患者一年内会复发。

（2）上腹隐痛：多数患者仅在进食过量、高脂食物、工作紧张或休息不好时感到上腹部或右上腹隐痛。

（3）胆囊积液：结石长期嵌顿或梗阻胆囊管但未合

笔记：

并感染时，胆囊黏膜吸收胆汁中的胆色素，分泌黏液性物质，形成胆囊积液。积液呈透明无色，又称白胆汁。

（4）很少引起黄疸，小结石可通过胆囊管进入胆总管内成为胆总管结石，胆总管结石通过 oddi 括约肌嵌顿于壶腹部导致胰腺炎，称为胆源性胰腺炎。

2. 肝胆管结石

（1）肝外胆管结石：平时无症状或仅有上腹不适，当结石阻塞胆道并继发感染时，可表现为典型的 Charcot 三联征，即腹痛、寒战与高热、黄疸。腹痛发生在剑突下或右上腹，黄疸呈现间歇性和波动性，出现黄疸时，患者可有尿色变黄、大便颜色变浅和皮肤瘙痒等症状。

（2）肝内胆管结石：可多年无症状或仅有上腹部和胸背部胀痛不适，绝大多数患者因寒战、高热和腹痛就诊。梗阻和感染仅发生在某肝叶、肝段胆管时，患者无黄疸，结石位于肝管汇合处出现黄疸。体检患者可有肝大、肝区压痛和叩击痛等体征。

**四、急救原则**

1. 镇痛

可降低人体对疼痛的敏感性，增加对疼痛的耐受程度。

2. 黄疸及胆道感染

出现黄疸及胆道感染应及时输注抗生素，首选头孢曲松。

*笔记：* _____

_____

_____

3. 胃肠引流及补液治疗

恶心、呕吐者及时清理其呕吐物，必要时给予胃管引流，遵医嘱补液，维持体液平衡。

## 五、辅助检查

1. 实验室检查

血常规检查白细胞计数及中性粒细胞比例明显升高，血清胆红素升高，其中直接胆红素明显升高，转氨酶、碱性磷酸酶升高。

2. 影像学检查

B超可发现结石并明确其大小和部位，作为首选检查，CT、MRI或MRCP等可显示梗阻部位、程度，及结石大小、数量等，并能发现胆管癌、PTC、ERCP为有创检查，仅用于诊断困难及准备手术的患者。

## 六、护理评估

1. 病史

了解患者既往有无反酸、嗳气、饭后饱胀、厌食油腻食物或因此引起腹痛发作史，有无遗传因素，高血压、急性冠脉综合征、糖尿病史，有无既往胆石症发作史或手术史。体重、营养状况、生活方式、饮食习惯等。

2. 身心状况

（1）症状与体征：早期症状可有腹痛（部位、性

笔记：

质、程度、有无放射痛）、恶心、呕吐、食欲减退、皮肤黏膜情况（有无黄染）、寒战、发热、腹部体征。继发感染时，肝外胆管结石出现典型的 Charcot 三联征，即腹痛、寒战高热和黄疸。肝管严重的急性梗阻性化脓性感染称急性重症胆管炎，除了三联征外，还伴有休克及精神异常症状。

1）腹部症状：有无剑突下或腹部疼痛的诱因、部位、性质、程度及有无放射痛，局部有无腹膜刺激征等。

2）神经系统症状：有无神志淡漠、烦躁、昏迷等意识障碍。

（2）心理和社会状况：由于腹痛症状，患者常有烦躁、焦虑，影响患者配合治疗及康复效果。

### 七、护理措施

1. 一般护理

（1）体位：急性发作期卧床休息。

（2）饮食：急性发作期根据医嘱禁食，必要时给予静脉营养支持，能进食者，常规给予低脂、高热量、易消化的食物。

（3）疼痛管理：卧床休息，取平卧位，有腹膜炎者宜取半卧位，按医嘱给予山莨菪碱、哌替啶（度冷丁）等，禁用吗啡。使用镇痛剂后半个小时观察效果并记录。

笔记：

（4）引流管维护：妥善固定，勿将引流管打折、挤压、扭曲，防止滑脱，保持引流管通畅，观察并记录引流液的颜色、性质、量、有无鲜血或随时等沉淀物，观察并记录体温计腹痛情况，大小便颜色及黄疸消退情况。拔管指证为黄疸消退、无腹痛、无发热、大小便正常、胆汁引流量逐渐减少、颜色呈透明黄色或黄绿色、无脓液、无沉渣及絮状物。

（5）心理护理：给予心理支持，使患者保持良好的心态，积极应对疾病，做好相关宣教，减少患者及家属的担心。

2. 急救护理

（1）病情观察：

1）密切观察患者生命体征及神志变化。

2）观察患者腹部及全身症状。若生命体征改变，如体温明显升高，呼吸急促，脉搏增快，意识障碍等，应警惕急性重症胆管炎，感染性休克的发生。

（2）若腹痛加重，伴腹膜刺激征，出现黄疸或黄疸加重，提示感染严重，随时监测各项生命体征及化验指标，严防急性重症胆管炎的发生。

### 八、健康指导

1. 保持良好的精神状态，积极应对疾病，避免忧郁或恼怒，遇有疑问可多与医务人员沟通，避免无端猜疑。

笔记：

2. 生活起居有规律，预防感冒，避免劳累，养成良好的排便习惯。

3. 指导疼痛评估法，放松疗法及正确对待镇痛药物的使用。

4. 禁食期间保持口腔卫生，可进食后，宜清淡易消化、低脂、高蛋白、高热量，富含维生素的饮食，少食多餐，忌生冷、辛辣、煎炸、腥味及刺激性食物。

5. 宣教各种引流管放置的目的，注意事项及拔管指证。

6. 宣教使用药物的名称、剂量、作用、用法及不良反应。

7. 如有右上腹隐痛不适，取半卧位或左侧卧位，如疼痛加剧应及时就医，切勿滥用镇痛药。

8. 适当参加体育锻炼，如打太极、散步等，以增强体质，切勿剧烈运动，以免结石移位发生嵌顿而诱发胆绞痛。

## tips

**注意事项：**

黄疸伴有皮肤瘙痒者需修剪指甲，勿用手抓，防止皮肤破损而感染。

（谷　婷）

笔记：

# 第十一节　肠梗阻的急救护理

## 一、定义

肠梗阻指肠内容物不能正常运行或通过发生障碍。是常见的外科急腹症之一。90%的肠梗阻发生于小肠，特别是最狭窄的回肠部，而结肠梗阻最常发生于乙状结肠。肠梗阻病情多变，发展迅速，常可危及患者生命。

## 二、分类

1. 按梗阻发生的病因分类

（1）机械性肠梗阻：临床上最常见。常见原因是粘连、疝、肿瘤、异物（包括胆结石）、炎症性肠病（克罗恩病）、巨结肠病、粪便嵌塞及肠扭转。分为小肠梗阻（包括十二指肠）和大肠梗阻。

（2）动力性肠梗阻：由于肠壁肌肉运动功能失调所致，并无肠腔狭窄，又可分为麻痹性和痉挛性两种。

（3）血运性肠梗阻：肠系膜动脉栓塞或血栓形成和肠系膜静脉血栓形成为主要病因。

2. 按肠壁有无血运障碍分类

（1）单纯性肠梗阻：有肠梗阻存在而无肠管血循环障碍。

（2）绞窄性肠梗阻：有肠梗阻存在同时发生肠壁血

笔记：

循环障碍，甚至肠管缺血坏死。

3. **按肠梗阻程度分类**

可分为完全性和不完全性或部分性肠梗阻。

4. **按梗阻部位分类**

可分为高位小肠梗阻、低位小肠梗阻和结肠梗阻。

5. **按发病轻重缓急分类**

可分为急性肠梗阻和慢性肠梗阻。

### 三、发病机制

1. **肠管局部的病理生理变化**

当肠管梗阻时，首先引起梗阻部位以上的肠道蠕动加剧，数小时以后肠道蠕动无力而肠腔内压力暂时有所减小。梗阻使肠腔内不断积气、积液，积气主要来自咽下的气体；积液主要来自胃肠道内分泌液。大量的积气、积液引起近端肠管扩张、膨胀。随着梗阻时间延长，肠腔内压力不断增加，从而压迫肠壁导致血运障碍，首先是肠壁静脉回流受阻，肠壁淤血、水肿；如果压力进一步增加而无法缓解，肠壁动脉血流受阻，血栓形成，肠壁失去光泽，呈暗黑色，最后因缺血而坏死、穿孔。

2. **全身性病理生理变化**

当肠腔梗阻时，部分肠液无法重吸收，保留在肠管内，而部分因呕吐而被排出体外，导致循环血容量明显减少，患者出现低血压、低血容量性休克，肾血流和脑

笔记：

血流相应减少。同时，由于体液减少，血细胞和血红蛋白相对增加，血液黏稠，血管梗阻性疾病的发生率增加。大量的呕吐和肠液吸收障碍还导致水、电解质丢失，高位肠梗阻患者因严重呕吐丢失大量胃酸和氯离子，低位肠梗阻患者钠、钾离子丢失更多，脱水、缺氧状态使酸性代谢产物剧增，患者出现严重的水、电解质紊乱和酸碱平衡失调。

肠腔内积气、积液产生巨大的压力使肠道的吸收能力减弱，静脉回流减少，静脉充血，血管通透性增加，致使体液自肠壁渗透至肠腔和腹腔；同时，肠壁通透性增加，肠内细菌和毒素渗入腹腔，肠腔内容物潴留导致细菌繁殖并产生大量毒素，可引起腹膜炎、脓毒症，甚至全身感染。

另外，肠腔膨胀是腹内压力增高，膈肌上升，腹式呼吸减弱，影响肺脏气体交换功能。同时下腔静脉回流受到阻碍，加剧循环功能障碍。

### 四、临床表现

1. 症状

肠梗阻共同的症状是腹痛、腹胀、呕吐，停止排便排气。

2. 体征

单纯性机械性肠梗阻可见腹胀、肠型和蠕动波；可闻及肠鸣音亢进，有过水声或金属音；触诊腹部有轻压

笔记：

痛。绞窄性肠梗阻腹部有固定性压痛和腹膜刺激征，腹腔内有渗液时有移动性浊音。麻痹性肠梗阻时腹胀均匀，肠鸣音减弱或消失。

单纯性肠梗阻早期多无全身症状，晚期引起脱水和代谢性酸中毒症状，严重者有休克和多器官功能障碍综合征。

### 五、急救原则

解除梗阻和纠正因梗阻引起的全身性生理紊乱。

1. 基础治疗

（1）胃肠减压：治疗肠梗阻的重要措施之一。通过胃肠减压，吸出胃肠道内的气体和液体，从而减轻腹胀、降低肠腔内压力，减少肠腔内的细菌和毒素，改善肠壁血运。

（2）纠正水、电解质及酸碱平衡失调：输液的量和种类根据呕吐及脱水情况、尿量并结合血液浓度、血清电解质值及血气分析结果决定。

（3）防治感染：使用针对肠道细菌的抗生素防治感染、减少毒素的产生。

2. 解除梗阻

（1）非手术治疗：适用于单纯性粘连性肠梗阻、动力性肠梗阻、蛔虫或粪块堵塞引起的肠梗阻，可通过基础疗法，使肠管得到休息，症状缓解，避免刺激肠管运动。

笔记：

（2）手术治疗：适用于绞窄性肠梗阻、肿瘤、先天性肠道畸形引起的肠梗阻，以及经手术治疗无效的肠梗阻患者。原则是在最短时间内，以最简单的方法解除梗阻或恢复肠腔的通畅。方法包括粘连松解术、肠切开取出异物、肠切除吻合术、肠扭转复位术、短路手术和肠造口术等。

## 六、辅助检查

1. 实验室检查

因脱水、血液浓缩，血红蛋白及血细胞比容升高，尿比重增高。绞窄性肠梗阻白细胞和中性粒细胞会明显增加。肠梗阻晚期时可出现血气分析和电解质的变化。

2. X线检查

一般发生在 4~6 小时。立位或侧卧位腹平片可见多个阶梯状排列的气液平。绞窄性肠梗阻可见孤立、突出胀大的肠袢，而且不受体位、时间的影响或有假肿瘤阴影。

## 七、护理评估

1. 术前评估

（1）健康史：了解患者的一般情况，包括年龄、性别，发病前有无体位不当、饮食不当、饱餐后剧烈活动等诱因。

（2）身体状况：评估腹痛腹胀、呕吐、停止排气排

笔记：

便等症状的程度、有无进行性加重；呕吐物、排泄物、胃肠减压引出液的量及性状；评估梗阻的类型；评估生命体征变化的情况；有无明显脱水的体征；实验室检查是否提示水、电解质及酸碱失衡及其类型；腹部检查有哪些异常。

2. 术后评估

（1）术中：了解患者采取麻醉、手术方式及术中输血、输液情况。

（2）术后：评估术后患者神志、生命体征及切口情况；腹腔引流管是否通畅，引流液颜色、性状和量；评估患者术后有无发生肠粘连、腹腔内感染等并发症。

### 八、护理措施

肠梗阻的治疗原则主要是解除梗阻和矫正因梗阻引起的全身生理紊乱。具体的治疗方法应根据肠梗阻的类型、部位和患者的全身情况而定。

1. 非手术治疗的护理

（1）饮食：肠梗阻患者应禁食，如梗阻缓解，患者排气、排便，腹痛、腹胀消失 12 小时后可试进流质饮食，忌食易产气的甜食和牛奶等。

（2）胃肠减压：胃肠减压是治疗肠梗阻的重要措施之一，通过连接负压，持续实行胃肠减压，吸出胃肠道内的积气积液，减轻腹胀、降低肠腔内的压力，改善肠壁的血液循环，有利于改善局部和全身情况。胃肠减压期间注意观察和记录引流液的颜色、性状和量，如发现有血性液体，应考虑有绞窄性肠梗阻的可能。

（3）缓解疼痛：在确定无肠绞窄或肠麻痹后，可应用阿托品类抗胆碱药物，以解除胃肠道平滑肌痉挛，使患者腹痛得以缓解。但不可随意应用吗啡类镇痛剂，以免影响观察病情。

（4）呕吐的护理：呕吐时应坐起或头侧向一边，及时清除口腔内呕吐物，以免误吸引起吸入性肺炎或窒息；观察记录呕吐物的颜色、性状和量。呕吐后给予漱口，保持口腔清洁。

（5）记录出入液量：准确记录输入的液体量，同时记录胃肠引流管的引流量、呕吐及排泄的量、尿量，并估计出汗及呼吸的排出量等，为临床治疗提供依据。

（6）纠正水、电解质紊乱和酸碱失衡：一项极为重要的措施。基本溶液为葡萄糖、等渗盐水、重者需输给全浆或全血。输液所需的种类和量根据呕吐情况、胃肠减压量、缺水体征、尿量、并结合血清钠、钾、氯和血气分析结果而定。

（7）防治感染和毒血症：应用抗生素可以防治细菌感染，减少毒素产生。

（8）严密观察病情变化：定时测量记录体温、脉搏、呼吸、血压、严密观察腹痛、腹胀、呕吐及腹部体征情况，若患者症状与体征不见好转或反而有加重，应考虑有肠绞窄的可能。

笔记：

（9）绞窄性肠梗阻：可能发生严重的后果，必须及时发现，尽早处理。绞窄性肠梗阻的临床特征为：

1）腹痛发作急骤，起始即为持续性剧烈疼痛，或在阵发性加重之间仍有持续性剧烈疼痛，肠鸣音可不亢进，呕吐出现早、剧烈而频繁。

2）病情发展迅速，早期出现休克，抗休克治疗后改善不显著。

3）有明显腹膜刺激征，体温升高，脉率增快，白细胞计数增高。

4）腹胀不对称，腹部有局部隆起或触及有压痛的肿块。

5）呕吐物、胃肠减压抽出液、肛门排出物为血性，或腹腔穿刺抽出血性液体。

6）经积极非手术治疗而症状体征无明显改善。

7）腹部 X 线，符合绞窄性肠梗阻的特点。此类患者病情危重，多处于休克状态，一旦发生需紧急做好术前准备，为抢救患者争取时间。

2. 术后护理

（1）观察病情变化：观察生命体征变化。观察有无腹痛、腹胀、呕吐及排气等。如有腹腔引流时，应观察记录引流液颜色、性质及量。

（2）体位：血压平稳后给予半卧位。

（3）饮食：术后禁食，禁食期间应给予补液。肠蠕动恢复并有排气后，可开始进少量流质，进食后无不适，逐步过渡至半流质；肠吻合术后进食时间应适当推迟。

（4）术后并发症的观察与护理：术后尤其是绞窄性肠梗阻后，如出现腹部胀痛，持续发热、白细胞计数增高，腹部切口处红肿，流出较多带有恶臭味液体，应警惕腹腔内感染及肠瘘的可能，并积极处理。

### 九、健康指导

术后早期下床活动，防止发生肠粘连。养成良好的饮食习惯，注意饮食卫生，忌暴饮暴食，忌食生硬及刺激性食物，避免腹部受凉和餐后剧烈的活动。

（王蓓蓓）

## 第十二节　多发伤的急救护理

### 一、定义

多发伤：同一致伤因素同时或相继造成一个以上部位的严重创伤。多发伤组织、脏器损伤严重，死亡率高。现场救护要特别注意呼吸、脉搏及脏器损伤的判断，防止遗漏伤情。

复合伤：两个以上的致伤因子引起的创伤称复合伤，如原子弹爆炸产生物理、化学、高温、放射等因子所引起的创伤是一个典型的复合伤。

笔记：

多处伤：同一解剖部位或脏器的两处以上的创伤。

联合伤：从狭义上指胸腹联合伤，从广义上指联合伤亦称多发伤。

## 二、发病机制

### 1. 致伤因素与临床特征

多发伤因创伤部位多，伤情严重，组织破坏广泛，生理伤害大。尤其钝性伤往往比贯穿伤的伤情更严重而复杂，各种致伤因素引起不同的病理特征，如工矿事故建筑倒塌造成的挤压或撞击常发生多处肋骨骨折、脊柱骨折、挤压综合征等；高处坠下致伤，除多发骨折外，常有胸腹多脏器的联合伤；较局限的冲击常致腹内空腔脏器伤，如小肠撞击在脊柱前所致的穿孔、断裂、肠系膜血管破裂等。但有时致伤暴力作用的部位与方式不易判断，亦有在很轻微的创伤情况下，如平地跌倒、从自行车跌下等，当时未发现严重创伤，但随后却出现严重情况，如肝脾延迟性破裂、胸腔、颅内延迟性出血等。

### 2. 机体应激反应剧烈

由于多发伤失血失液，导致低血容量性休克，颈动脉窦及主动脉壁压力感受器兴奋，通过中枢兴奋交感-肾上腺髓质系统，释放大量去甲肾上腺素和肾上腺素，使心跳加快加强，以提高心排出量，外周小血管收缩，内脏、皮肤及四肢血流量减少，血管内外的体液转移来调节心血管的功能和补偿血容量的变化，以保证心

笔记：

脑能得到较好的血液灌注。低血容量又使肾血流量减少，激活肾素-血管紧张素-醛固酮系统，促进肾小管对钠的重吸收和增加排钾，从而促进水分的重吸收；另外，下丘脑-垂体系统分泌大量的抗利尿激素，促进远端肾小管对水的重吸收，与醛固酮协同作用维持血容量。这些应激反应在短时间内对机体有利，但如果失血量大，持续时间长，失血得不到及时纠正，上述保护性措施减弱和血管收缩延长，组织在低灌注状态下所形成的毒性物质，导致循环体液进一步丢失。由于缺氧、ATP减少、钠泵衰竭，又使细胞内液增加，因此造成严重容量丢失，外周循环灌注低下，使血流动力学受损。早期给予有力的体液复苏，则可防止交感神经的不利作用，增加血液灌注量和血容量。

3. 免疫功能抑制，易继发感染

机体遭受严重创伤后，破坏的组织激活血管活性介质及活性裂解产物，导致异常炎症反应，抑制免疫功能，尤其是细胞免疫功能。主要表现在创伤早期外周血中出现大量幼稚型单核细胞，巨噬细胞趋化性、吞噬功能、杀菌活性及廓清能力明显下降，中性粒细胞呼吸爆发功能下降，B淋巴细胞合成抗体及T淋巴细胞刺激转化功能受到抑制。

4. 高代谢状态

创伤后高代谢是机体在遭受烧伤、创伤、大手术和大出血等情况下发生的一种应激性反应。多发伤后代谢

笔记：

的改变主要是由于失血性休克及创伤应激引起的。经过充分复苏抗休克治疗后，循环相对稳定，但器官内微循环有可能由于循环血液的重新分配而存在灌注不足若病情继续发展，而在伤后第三天就会出现高代谢反应，可持续 14~21 天。

5. 易发生多器官功能衰竭（MOF）

多发伤患者在休克基础上合并感染易发生 MOF。MOF 指伤前器官功能良好的健康人群收到严重创伤后，在治疗过程中序贯发生的两个或两个以上的系统或脏器的功能衰竭。

### 三、临床表现

1. 应激反应严重

由于神经—内分泌反应，机体处于高代谢、高动力循环、高血糖、负氮平衡状态，内环境严重紊乱。

2. 休克发生率高

易发生低血容量性休克，尤其是胸腹联合伤。

3. 早期发生严重低氧血症

合并严重胸外伤者常见。

4. 感染发生率高

创伤应激激发 SIRS（全身性炎症反应综合征），导致机体免疫功能特别是细胞免疫功能受到抑制，机体易感性增高伤口污染严重，肠道细菌移位，以及侵入性导管的使用，感染发生率高。易产生耐药菌和真菌的

笔记：

感染。

5. 易发生多器官功能衰竭

衰竭的脏器数越多，死亡率越高。

## 四、急救原则

1. 现场急救

现场急救的关键是气道开放、心肺复苏、包扎止血、抗休克、骨折固定及安全地运送到医院。

2. 生命支持

在急诊抢救室对多发伤伤员进行生命支持，首先对伤员进行迅速全面的粗略检查，迅速判断伤员有无威胁生命的征象，注意伤员是否有呼吸道梗阻、休克、大出血等致命征象。心搏呼吸骤停者，应立即进行心肺复苏，神志昏迷者，应保持呼吸道通畅，并观察记录神志、瞳孔、呼吸、脉搏和血压的变化。

3. 多发伤的再估计与进一步处理

在伤员的致命征象窒息、休克及大出血得到初步控制后，就必须进行进一步检查与处理，重点查明腹膜后脏器损伤，继发颅内、胸内腹内出血等。当伤员生命体征稳定或基本稳定后，应进一步处理各系统脏器的损伤。

## 五、护理评估

1. 健康史

了解患者受伤原因、时间、地点、部位，以及伤后

笔记：

表现、有无危及生命的损伤、现场救治及转运途中伤情变化。

2. 身体状况

了解受伤部位，检查受伤处有无伤口出血、血肿、青紫、淤斑、肿胀；有无合并伤；观察患者意识、生命体征、尿量变化；了解各项辅助检查有无异常。

## 六、护理措施

1. 颅脑损伤为主的护理观察要点

（1）保持呼吸道通畅，充分给氧。

（2）使用冰帽、冰袋、冰毯以降低大脑耗氧量，注意有无中枢性高热或去大脑强直、抽搐、躁动不安等症状。必要时，使用镇静剂，并加床档保护，防止意外坠落。

（3）严密观察意识、瞳孔变化及对光反射，头痛、呕吐情况，观察肢体运动与感觉的变化，给予生命体征监测及格拉斯哥评分并及时记录在重病护理单上。

（4）观察伤员的昏迷程度、精神状态，注意防止脑疝情况发生。

（5）注意观察有无口、耳、鼻腔溢血溢液，并观察性质、颜色、量，及时记录，切忌用棉球、纱布进行堵塞，防止反流，造成颅内感染。

（6）准确及时应用激素、抗生素及脱水剂，也可应用白蛋白、血浆提高胶体渗透压，减轻颅内高压。

笔记：

2. 胸部创伤为主的护理观察要点

（1）由于胸部受挤压，可发生创伤性窒息，应紧急排除呼吸道血块、分泌物或异物，建立人工气道，保证供氧。

（2）出血性休克的抢救，应迅速建立两条静脉通路或深静脉穿刺行 CVP 监测、血流动力学、生命体征、血氧饱和度监测，指导输液，纠正休克。

（3）对有张力性气胸、血气胸情况及时做胸腔穿刺或胸腔闭式引流，解除心肺受压，并观察引流液性状、颜色、量，如置管后一次引出 1 000~1 500ml 以上的血量或每小时血性引流液超过 200ml 连续 3 小时有剖胸探查指征，紧急做好术前准备。

（4）有连枷胸、反常呼吸严重时伴有低氧血症者，对活动的胸壁进行肋骨牵引固定术，或加压固定包扎，以减少反常呼吸，并及早采用气管插管，使用机械通气，纠正低氧血症，并行血气监测与血氧饱和度监测。

（5）如遇胸部开放性损伤，伤口与外界交通，应立即封闭伤口，使开放性伤变为闭合性伤，置胸腔闭式引流，再清创（较大缺损者须先行气管插管），修复缺损，遇有心脏挫伤及心功能不全者及严重肺挫伤者，可进行床旁血流动力学监测。

3. 腹部外伤为主的护理观察要点

（1）吸氧，开通二路静脉通道，给予生命体征、心

笔记：

电、CVP、SPO$_2$监测。

（2）判断休克程度，一看，看面色、黏膜、皮肤颜色及发绀程度；二摸，摸脉搏，摸肢体温度；三测压，测血压，进行血压监测，采用床边 B 超、床边摄片，减少搬动。

（3）应密切注意腹部体征。腹部压痛、腹肌紧张、反跳痛，腹胀、肠鸣音减弱或消失等情况，如在 B 超或腹穿得以证实有腹内出血或空腔脏器穿孔者，应及时行剖腹探查术，切不可为等待诊断明确而延误手术时机。

（4）给予留置导尿，观察每小时尿量、颜色及性状，记录每小时出入量，判断循环血量及血容量补充情况。

（5）尽快补充血容量，为手术创造条件。

4. 合并四肢骨盆、脊柱损伤的护理要点

（1）监测生命体征变化，有腹膜后血肿伴休克者抗休克。

（2）注意有无脊髓损伤、休克情况及有无肢体截瘫情况。

（3）凡疑有脊柱、脊髓损伤者应减少不必要的搬动，翻身时保持颈、胸、腰一直线，防止扭曲。

（4）有截瘫者，做好截瘫护理，防止呼吸道、泌尿道、压疮等三大并发症。

（5）四肢骨折及时牵引或固定，并注意伤肢血循环

笔记：

及肿胀情况，防止骨筋膜室综合征，抬高患肢，保持功能位，并多做伤肢按摩，以促进血循环。

### 七、健康指导

普及安全知识，加强防范意识，避免受伤。一旦受伤及时救治，接受正确处理，以免延误抢救。伤后恢复期加强功能锻炼，促进机体功能的恢复。

（王蓓蓓）

# 第十三节　破伤风的急救护理

### 一、定义

由破伤风梭菌经皮肤或黏膜伤口侵入人体，在缺氧的环境下繁殖生长，产生毒素而引起阵发性肌肉痉挛的特异性感染。常常继发于各种创伤后，亦可发生于不洁条件下分娩的产妇和新生儿。

### 二、发病机制

破伤风梭菌无侵袭力，不侵入血循环，仅在局部伤口生长繁殖，其致病作用主要由产生的外毒素引起，外毒素主要侵犯脊髓及脑干运动神经元，一旦与神经细胞相结合，则不能被破伤风抗毒素中和。破伤风梭菌芽胞侵入局部伤口后，一般还不会生长繁殖。如同时有需氧

笔记：

菌合并的化脓感染，组织创伤严重造成的局部血循环不良，或有坏死组织及异物存留，形成局部的厌氧微环境，则极有利于破伤风梭菌繁殖。细菌以繁殖体形式大量增生，并产生大量痉挛毒素。

### 三、临床表现

1. 根据临床表现分为潜伏期、前驱期和发作期。

（1）潜伏期一般为 7~8 日，最短出现 24 小时，最长可达数月。潜伏期越短，预后越差。

（2）前驱期可表现为头晕、头痛、乏力、咀嚼无力、张口不便，局部肌肉发紧、酸痛、反射亢进。以张口不便为主要特征。

（3）发作期的典型症状是在肌肉紧张性收缩（肌强直、发硬）的基础上，呈阵发性强烈痉挛，通常最先受影响的肌群是咀嚼肌，出现张口困难、咀嚼不便；病情进一步加重出现苦笑面容、颈项强直、角弓反张。在肌肉紧张性收缩的基础上，任何轻微的刺激，如光线、声音、接触、饮水等，均会诱发全身肌群强烈的阵发性痉挛。

2. 并发症

膀胱括约肌痉挛可引起尿潴留；持续呼吸肌痉挛可致呼吸骤停。患者死亡的主要原因为窒息、心力衰竭或肺部感染。

笔记：

### 四、急救原则

**1. 消除毒素来源**

有伤口者，需在注射破伤风抗毒素后，进行彻底清创。清除伤口的异物、坏死组织或脓液，敞开伤口充分引流，并用3%过氧化氢溶液冲洗。同时肌内注射青霉素120IU，每6~8小时1次，或大剂量静脉滴注，可抑制破伤风梭菌。

**2. 中和游离毒素**

早期使用破伤风抗毒素（TAT），常规用量2万~5万IU，肌内注射或加入5%葡萄糖溶液500~1000ml中缓慢静脉滴注，剂量不宜过大，用药前应作皮内过敏试验，以免引起过敏反应或血清病。

**3. 控制和解除肌痉挛**

治疗的重要环节。目的是使患者镇静，降低其对外界刺激的敏感性，控制或减轻痉挛。可根据病情交替使用镇静、解痉药物，如10%水合氯醛20~40ml，口服或灌肠；苯巴比妥钠0.1~0.2g，肌内注射；病情较重者，可用冬眠1号合剂静脉缓慢滴入，但低血容量时忌用。

**4. 防治并发症**

降低破伤风患者病死率的重要措施。

（1）肺部并发症：对于抽搐频繁，药物不易控制的严重患者，尽早行气管切开术、吸痰，必要时行人工辅

笔记：

助呼吸，保持呼吸道通畅，避免发生窒息、肺不张、肺部感染等。

（2）水、电解质紊乱：及时补充水、电解质。

（3）营养不良：加强营养支持，必要时输注血浆、人血清蛋白或新鲜全血。

## 五、辅助检查

伤口渗出物涂片可发现破伤风梭菌。

## 六、护理评估

1. 健康史

评估患者有无开放性损伤病史，尤其注意了解伤口的污染程度、深度、开口大小、是否进行过清创和破伤风人工免疫注射、有无产后感染或新生儿脐带消毒不严等。

2. 身体状况

（1）评估患者前驱症状，肌肉收缩和痉挛症状发作的持续及间隔时间、严重程度等。

（2）观察患者有无呼吸困难、窒息、肺部感染等并发症。

（3）若为新生儿，注意脐带残端有无红肿等感染征象。

（4）了解伤口渗出物的涂片检查结果。

（5）了解患者辅助检查结果，评估患者脏器功能状

笔记：

态和有无肺不张、骨折等征象。

3. 心理及社会情况。

（1）评估患者有无焦虑、恐惧甚至濒死感。

（2）隔离性治疗期间患者是否感到孤独和无助。

（3）了解亲属对疾病的认识和对患者身心的支持程度。

### 七、护理措施

1. 保持呼吸道通畅

床旁常规准备气管切开包及氧气吸入装置，备齐急救药品和物品。患者如频繁抽搐药物不易控制，无法咳痰或有窒息危险，应尽早行气管切开，以便改善通气，清除呼吸道分泌物，必要时进行人工呼吸，痉挛发作控制后，应协助患者翻身，叩背，以利排痰，必要时行雾化吸入。

2. 保护患者，防止受伤

抽搐时，应用适合的牙垫，防止舌咬伤。使用带护栏的病床，必要时加用约束带，以防止痉挛发作时患者坠床和自我伤害；关节部位放置软垫保护，防止肌腱断裂和骨折。

3. 保持静脉通路通畅

每次抽搐发作后检查静脉通路，防止因抽搐致静脉通路堵塞、脱落而影响治疗。

4. 加强营养，维持体液平衡

笔记：

给口服、管饲或静脉营养；静脉输液、输血浆、白蛋白等。

5. 严密观察病情变化

设专人护理，每 4 小时测量体温、脉搏、呼吸 1 次，根据需要测血压。患者抽搐发作时，观察、记录发作的次数、时间、症状。注意患者意识、尿量的变化，加强心肺功能监护，密切观察有无并发症发生。

6. 一般护理

（1）将患者安置于单人隔离病室，温湿度适宜，保持安静，遮光，避免各类干扰。治疗、护理等各项操作尽量集中，可在使用镇静剂 30 分钟内进行，以免刺激患者引起抽搐。

（2）用药护理：遵医嘱及时准确使用 TAT、破伤风人体免疫球蛋白、抗菌药物、降温药等，并观察记录用药后的效果。

（3）严格消毒隔离：破伤风杆菌具有传染性，应严格执行接触隔离制度措施、防止播散，护理人员接触时应穿隔离衣、戴帽子、手套和口罩等，身体有伤口者不能参与护理，所有器械敷料均需专用，使用后应灭菌处理，用后敷料需焚烧。病室内空气、地面、用物等需定时消毒。患者的用品和排泄物严格消毒，防止交叉感染。严格执行无菌技术，预防继发感染。

7. 急救原则

（1）有伤口者，需注射破伤风抗毒素后，进行彻底

笔记：

清创。清除伤口异物、坏死组织或脓液，敞开伤口充分的引流。同时肌内注射青霉素 120 万 IU，每 6~8 小时 1 次，消除毒素来源。

（2）早期应用抗毒血清可中和血液中的游离毒素，但对已与神经组织结合的毒素则无效。

（3）控制和解除肌痉挛是治疗的重要环节。目的是使患者镇静，降低其对外界刺激的敏感性，控制或减轻痉挛。

（4）防治并发症是降低破伤风患者病死率的重要措施。

## 八、健康指导

1. 加强自我保护意识，避免皮肤受伤。避免不洁接产，以防止发生新生儿及产妇破伤风等。

2. 出现下列情况应及时到医院就诊，注射破伤风抗毒素。

（1）任何较深而窄的外伤切口，如木刺、锈钉刺伤。

（2）伤口虽浅，但沾染人畜粪便。

（3）医院外未经消毒处理的急产或流产。

（4）陈旧性异物摘除术前。

3. 儿童应定期注射破伤风类毒素或百白破三联疫苗，以获得主动免疫。

（马　俊）

笔记：

# 第十四节　异位妊娠的急救护理

## 一、定义

异位妊娠，指孕卵在子宫腔外着床发育的异常妊娠过程，俗称宫外孕。异位妊娠和宫外孕的含义稍有区别。异位妊娠包括输卵管妊娠、卵巢妊娠、腹腔妊娠、宫颈妊娠及阔韧带妊娠等；宫外孕则指子宫以外的妊娠，宫颈妊娠不包括在内。在异位妊娠中，以输卵管妊娠最为常见，占异位妊娠的95%左右。

## 二、发病机制

病因常由于输卵管管腔或周围的炎症，引起管腔通畅不佳，阻碍孕卵正常运行，使之在输卵管内停留、着床、发育，导致输卵管妊娠流产或破裂。

1. 输卵管炎症

可分为输卵管黏膜炎和输卵管周围炎，两者均为输卵管妊娠的常见病因。输卵管黏膜炎严重者可引起管腔完全阻塞，而致不孕。轻者输卵管黏膜粘连和纤毛缺损影响受精卵的运行受阻而在该处着床。输卵管周围炎病变主要在输卵管的浆膜层或浆肌层，常造成输卵管周围粘连，输卵管扭曲、管腔狭窄、管壁肌蠕动减弱，影响受精卵的运行。淋菌及沙眼衣原体所致的输卵管炎常累

笔记：

及黏膜，而流产或分娩后感染往往引起输卵管周围炎。

2. 输卵管手术

输卵管绝育术后若形成输卵管再通或瘘管，均有导致输卵管妊娠可能，尤其是腹腔镜下电凝输卵管绝育及硅胶环套术；因不孕接受过输卵管分离粘连术，输卵管成形术，如输卵管吻合术、输卵管开口术等；曾患过输卵管妊娠的妇女，再次发生输卵管妊娠可能大，不论是输卵管切除或保守性手术后，再次输卵管妊娠的发生率约为 10%~20%。

3. 放置宫内节育器（IUD）

IUD 与异位妊娠发生的关系，已引起国内外重视。随着 IUD 的广泛应用，异位妊娠发生率增高，其原因可能是由于使用 IUD 后的输卵管炎所致。另一方面，由于放置宫内节育环的异物反应，引起宫内白细胞及巨噬细胞大量聚集，改变了宫内环境，妨碍了孕卵着床，但不能完全阻止卵子在输卵管内的受精和着床，因此使 IUD 者一旦妊娠，则异位妊娠机会相对增加。

4. 输卵管发育不良或功能异常

输卵管发育不良常表现为输卵管过长，肌层发育差、黏膜膜纤毛缺乏。其他还有双输卵管、憩室或有副伞等，均可成为输卵管妊娠的原因。输卵管功能受雌、孕激素的调节。若雌孕激素分泌失常，可影响受精卵的正常运行。此外，精神因素也可引起输卵管痉挛和蠕动异常，干扰受精卵的运送。

笔记：

5. 受精卵游走

卵子在一侧输卵管受精，受精卵经宫腔或腹腔进入对侧输卵管称受精卵游走。移行时间过长，受精卵发育增大，即可在对侧输卵管内着床形成输卵管妊娠。

6. 辅助生育技术

从最早的人工授精到目前常用促排卵药物应用，以及体外受精-胚胎移植（1VF-ET）或配子输卵管内移植（GIFT）等，均有异位妊娠发生，且发生率为5%左右，比一般原因异位妊娠发生率为高。其相关易患的因素有术前输卵管病变、盆腔手术史、移植胚胎的技术因素、置入胚胎的数量和质量、激素环境、胚胎移植时移植液过多等。

7. 其他

输卵管因周围肿瘤如子宫肌瘤或卵巢肿瘤的压迫，特别是子宫内膜异位症引起输卵管、卵巢周围组织的粘连，也可影响输卵管管腔通畅，使受精卵运行受阻。也有研究认为胚胎本身的缺陷、人工流产、吸烟等也与异位妊娠的发病有关。

### 三、临床表现

输卵管妊娠的临床表现与受精卵的着床部位、有无流产或破裂以及出血量多少与时间有关。在流产或破裂前往往无明显症状，也可有停经、腹痛、少量阴道出血。破裂后表现为急性剧烈腹痛，反复发作，阴道出

笔记：

血，以至休克。

### 1. 一般情况

腹腔内出血较多时，呈贫血貌。大量出血时，患者可出现面色苍白、脉快而细弱、血压下降等休克表现。体温一般正常，出现休克时体温略低，腹腔内血液吸收时体温略升高，但不超过 38℃。

### 2. 停经

除输卵管间质部妊娠停经时间较长外，多有 6~8 周停经。有 20%~30% 患者无明显停经史，或月经仅过期 2~3 天。

### 3. 腹痛

输卵管妊娠未发生流产或破裂者，除子宫略大较软外，可能触及胀大的输卵管并有轻度压痛。输卵管妊娠流产或破裂者，阴道后穹隆饱满有触痛，宫颈举痛或摇摆痛明显，子宫稍大而软，内出血多时，检查子宫有漂浮感。子宫一侧或其后方可触及形状不规则肿块，边界不清楚，触痛明显。病变持续较久时，肿块机化变硬。输卵管间质妊娠时，子宫大小与停经月份基本符合，但子宫不对称，一侧角部突出，破裂所致内出征象极为严重。

### 4. 阴道出血

胚胎死亡后，常有不规则阴道出血，色暗红，量少，一般不超过月经量。少数患者阴道流血量较多，类似月经，阴道流血可伴有蜕膜碎片排出。

笔记：
.................................................................
.................................................................
.................................................................

5. 晕厥与休克

由于腹腔急性内出血及剧烈腹痛，轻者出现晕厥，严重者出现失血性休克。出血越多越快，症状出现也越迅速越严重，但与阴道流血量不成正比。

6. 腹部包块

有明显内出血时，下腹有压痛及反跳痛，尤以患侧为主，但腹肌紧张轻微，出血较多时，叩诊有移动性浊音。若反复出血并积聚粘连包裹，可形成包块并不断增大变硬，下腹部可触及包块。

**四、急救原则**

1. 手术治疗

应在积极纠正休克的同时，进行手术抢救。根据情况行患侧输卵管切除术或保留患侧输卵管及其功能的保守性手术。近年来，腹腔镜技术也为异位妊娠的诊断和治疗开创了新的手段。

2. 药物治疗

近年来用化疗药物甲氨蝶呤等方法治疗输卵管妊娠已有成功的报道。治疗机制是抑制滋养细胞增生、破坏绒毛，使胚胎组织坏死、脱落、吸收。

**五、辅助检查**

1. hCG 测定

目前早期诊断异位妊娠的重要方法。

笔记：

2. 孕酮测定

异位妊娠的血清 P 水平偏低，但在孕 5 ~ 10 周时相对稳定，单次测定即有较大的诊断价值，尽管正常和异常妊娠血清 P 水平存在交叉重叠，难以确定他们之间的绝对临界值，但血清 P 水平低于 10ng/ml（放射免疫测定），常提示异常妊娠，其准确率在 90% 左右。

3. 超声诊断

B 型超声检查对异位妊娠的诊断尤为常用，阴道 B 超检查较腹部 B 起程检查准确性更高。

4. 诊断性刮宫

在不能排除异位妊娠时，可行诊断性刮宫术，获取子宫内膜进行病理检查。但异位妊娠的子宫内膜变化并无特征性，可表现为蜕膜组织，高度分泌相伴有或不伴 A-S 反应，分泌相及增生相多种。子宫内膜变化与患者有无阴道流血及阴道流血时间长短有关。因而单靠诊断性刮宫对异位妊娠的诊断有很大的局限性。

5. 后穹隆穿刺

后穹隆穿刺辅助诊断异位妊娠被广泛采用，常可抽出血液放置后不凝固，其中有小凝血块。若未抽出液体，也不能排除异位妊娠的诊断。

6. 腹腔镜检查

大多情况下，异位妊娠患者经病史、妇科检查、血 β-hCG 测定，B 超检查后即可对早期异位妊娠做出诊断，但对部分诊断比较困难的病例，在腹腔镜直视下进行检查，可及时明确诊断，并可同时手术治疗。

## 六、护理评估

### 1. 健康史

异位妊娠的病因较为复杂，因此，需仔细询问月经史，以仔细推断停经时间。不要将不规则阴道流血误认为末次月经，或由于月经仅过期几天，不认为是停经。此外，对不孕、放置宫内节育器、绝育器、输卵管复通术、盆腔炎等与发病相关高危因素予以高度重视。还要了解患者的既往病史，特别是询问月经史、是否停经、有无早孕反应等。

### 2. 身心状况

在流产或破裂前往往无明显症状，也可有停经、腹痛、少量阴道出血；当腹腔内出血较多时，呈贫血貌。大量出血时，患者可出现面色苍白、脉快而细弱、血压下降等休克表现。体温一般正常，出现休克时体温略低，腹腔内血液吸收时体温略升高，但不超过38℃；下腹有压痛及反跳痛，尤以患侧为著，但腹肌紧张轻微，出血较多时，叩诊有移动性浊音。若反复出血并积聚粘连包裹，可形成包块并不断增大变硬，下腹部可触及包块。由于输卵管妊娠流产或破裂后，表现为急性剧烈腹痛，反复发作，阴道出血以及妊娠终止的现实都将使孕妇出现较为激烈的情绪反应，可表现为哭泣、自责、无助、抑郁和恐惧等行为。

笔记：

### 七、护理措施

**1. 一般护理**

嘱患者卧床休息，避免腹部压力增大，从而减少异位妊娠破裂的机会。在患者卧床期间，提供相应的生活护理；协助争取留取血标本，以监测治疗效果；指导患者摄取足够的营养物质，尤其是富含铁蛋白的食物；积极做好术前相关准备工作，并提供心理支持。

**2. 急救护理**

对于严重内出血并发休克的患者，应立即开放静脉，交叉配血，做好输血输液的准备，以便配合医生积极纠正休克、补充血容量，并按急诊手术要求迅速做好术前准备。

**3. 急救原则**

防止震动，减少患者体位变动，要平卧；询问病史、月经史、是否停经、有无早孕反应；有条件先行补液，紧急转院处理。治疗以手术为主，纠正休克的同时开腹探查，切除病侧输卵管，若为保留生育功能，也可切开输卵管取出孕卵。少数轻症病例，可采用中医中药治疗。

### 八、健康指导

做好妇女的健康保健工作，防止发生盆腔感染。教育患者保持良好的卫生习惯，勤洗浴、勤换衣，性伴侣

笔记：

稳定。发生盆腔炎后需立即彻底治疗，以免延误病情。另外，需告诫患者下次妊娠时要及时就医，并且不宜轻易终止妊娠。

## *tips*

**注意事项：**

1. 患者的休克症状得以及时发现并纠正。

2. 对于手术治疗患者，于术前向患者及家属讲明手术的必要性，并以亲切的态度和切实的行动赢得患者及家属的信任，保持环境安静、有序，减少和消除患者的紧张、恐惧心理，协助患者接受手术治疗方案。

3. 术后，帮助患者以正常的心态接受此次妊娠失败的现实，向她们讲述异位妊娠的有关知识，以减少不良情绪，同时也可以增加患者的自我保健知识。

（马　俊）

# 第十五节　高血压危象的急救护理

## 一、定义

高血压危象指原发性和继发性高血压患者，在某些

笔记：

诱因作用下，突然出现威胁生命或器官功能的极重度高血压状态（血压值为重度高血压的较高水平），心、脑、肾是最易受累的靶器官。根据有无新近发生的或急性进行性的严重靶器官损害，分为高血压急症和高血压紧急状态。

### 二、发病机制

患者由于情绪过分激动，血管反应性增加，循环或局部血管收缩素（血管紧张素Ⅱ或去甲肾上腺素）增多；胆碱能张力降低，循环或局部血管舒张因子（前列腺素或缓激肽）减少；钠潴留或容量负荷过重等因素会造成动脉血管强烈收缩，进而导致高血压危象时血压极重度升高。

以上诸多因素作用于肾脏产生"压力性利尿"和由此诱发的低血容量进一步刺激血管收缩素释放，形成恶性循环，导致外周血管强烈收缩，促使血压进一步升高，血管内皮损伤和纤维蛋白样坏死相继出现，由此诱发血小板和纤维蛋白积存，使血管失去自我调节功能。血管的损害同时也会引起周围组织器官发生缺血、水肿、出血和梗死。

### 三、临床表现

高血压危象的主要临床表现有突然剧烈头痛、头晕、恶心、呕吐、心悸、气促、面色苍白或潮红，双手

笔记：

抖动、烦躁不安。严重的可出现暂时性瘫痪、失语、眼底视盘水肿及出血等，甚至昏迷。出现急性左心衰则有呼吸困难、咳嗽、咳粉红色泡沫痰，且不能平卧；出现肾损害可有少尿、血尿、蛋白尿、水肿；出现眼部症状可有视网膜出血及渗出、视力下降、视物不清或失明（表 2-3）。

表 2-3　高血压危象的分类

| 高血压危症 | 高血压急症 |
| --- | --- |
| 急进型/恶性高血压 | 急进型/恶性高血压 |
| 高血压脑病 | 重症高血压伴冠状动脉疾病 |
| 急性左心衰 | 器官移植患者发生的重症高血压 |
| 急性主动脉壁夹层 | 手术前高血压 |
| 颅内出血 | 烧伤伴高血压 |
| 嗜铬细胞瘤危象 | 严重、难以控制的高血压 |
| 子痫 | |
| 食物/药物与单胺氧化酶抑制剂 | |
| 相互作用导致的急性高血压 | |

#### 四、急救原则

1. 血压监测

应在密切监护下选用作用迅速的静脉降压药物，血压必须在 1~2 小时内降至安全水平。并在治疗过程中动态观察血压水平。

笔记：

## 2. 降压原则

明确去除诱因，了解靶器官功能，迅速而适度予以降压。目标为数分钟至 2 小时内使平均动脉压下降不超过 25%；之后 2~6 小时使血压降至 160/100mmHg。

## 3. 用药原则

使用安全方便，起效快且作用稳定的药物；停药后作用迅速消失；较少或不恶化合并症；具有短效和长效剂型。

## 4. 药物选择

一般首选硝普钠。一般剂量 50~100mg 加入 5% 葡萄糖注射液 500ml 内静脉滴注。

## 五、辅助检查

收缩压大于 200mmHg（1Hg = 0.133kPa）或舒张压大于 120mmHg。

## 六、护理评估

### 1. 病史

高血压危象的病因及诱因较为复杂，因此，需了解患者发病前长期用药情况，有无寒冷、精神刺激、情绪波动及内分泌功能紊乱，高血压发生后的神志、精神状况、诊疗过程等，还要了解患者的既往病史，特别是高血压病史和家族病史。

### 2. 身心状况

笔记：

（1）症状与体征：表现为突然性血压急剧升高。伴有枕部或前额部剧烈头痛、恶心呕吐、视力下降、胸痛、呼吸困难、夜尿增多及精神症状。

1）心脏查体：左心室增大、心律失常，双下肺伴湿啰音。

2）神经系统查体：定向障碍、意识模糊，甚至昏迷。

3）眼底检查：可见眼底视网膜血管火焰状出血、渗出和视乳头水肿。

（2）心理和社会状况：患者由于精神紧张，情绪和环境的不良刺激与高血压的形成密切相关。患者多有焦虑、抑郁、易怒、心理问题。

## 七、护理措施

1. 一般护理

（1）体位：绝对卧床，一般取半卧位，或将床头抬高 30°。

（2）吸氧：保持呼吸道畅通。根据病情调节氧流量，急性左心衰者取半坐位，持续吸氧并于湿化瓶内加入 30%~50% 酒精。有心绞痛者除高流量（4~6L/ml）吸氧。

（3）立即建立静脉通道，迅速应用降压药物。

（4）饮食：禁食刺激性食物，限制盐摄入，每天少于 6g，可以多吃蔬菜水果，保证充足钾钙镁。昏迷患者需鼻饲保证营养。

笔记：

（5）心理护理：做好心理疏导，调节情绪，解除患者紧张、恐惧心理。

2. 急救护理

（1）病情观察：

1）密切观察患者生命体征及神志变化。

2）观察瞳孔大小、对称性。

3）动态监测血压，评估治疗效果。

（2）内环境监测：记录 24 小时出入量，注意水、电解质和酸碱平衡。

（3）高血压脑病要用脱水剂、利尿剂，以降低颅内压，减轻脑水肿。

（4）躁动、抽搐患者要使用镇静剂。一旦发生抽搐要用牙垫放在上下磨牙之间防止唇舌咬伤。

（5）观察心、脑、肾功能变化，紧急时应给予相应处理和用药。

**八、健康指导**

告知患者平时定期监测血压和正确服药。指导患者认知诱发危象的一些常见因素，如情绪波动、高度紧张、惊吓、精神创伤、过度疲惫等。告知患者根据血压合理安排运动，劳逸结合。

（苏　萌）

笔记：

# 第十六节　甲状腺危象的急救护理

## 一、定义

甲状腺危象是一种由于甲状腺功能亢进症急剧恶化所致的具有特征性的多器官失代偿的一种少见而极严重的合并症。该病起病急、发展快、病死率高。多发生于较重甲亢未予治疗或治疗不充分的患者，在临床中以女性多见。

## 二、发病机制

激素进入靶细胞的细胞核是甲状腺激素的作用机制。细胞核内存在与遗传物质有关的特异的甲状腺激素受体，甲状腺激素与特异的核受体相互作用，影响基因表达，细胞代谢也随之发生变化。当甲状腺激素进入细胞增多，与受体在分子水平上相互作用增多，都有可能导致甲状腺危象的发生。

## 三、临床表现

多数患者起病前表现为原有症状加重，如发热、心动过速、食欲下降、烦躁、焦虑不安。一旦发展到甲状腺危象阶段将会有发热，一般在 38～41℃，可达 42℃，伴有面部发红及大汗淋漓，但脱水时皮肤可无汗。心动过速是甲状腺危象的典型表现之一，通常在 140 次/分钟以上；另常见有心律失常，包括期前收缩、心房颤动、心房扑动和房性心动过速及室性心动过速等。神经系统表现有烦躁、焦虑不安、谵妄、昏迷。胃肠道症状有恶心、呕吐、腹泻及水、电解质紊乱，黄疸等。当出现心力衰竭和休克时，预示着病情危重。由于甲状腺危象发病时间及类型不同，其临床表现也有所不同，具体见表 2-4。

表 2-4　甲状腺危象分型及临床特点

| 甲状腺危象类型 | 体温 | 心脏症状 | 其他典型表现 |
|---|---|---|---|
| 危象先兆 | 38~39℃ | 120~159 次/分钟，可有心律不齐 | 食欲不振、恶心、腹泻、乏力；多汗；焦虑、烦躁不安、危机预感 |
| 活跃型危象 | 39~42℃ | 140 ~ 240 次/分钟 部分表现为房颤，脉压增大，甚或发生心衰及休克 | 中枢神经系统：焦虑不安，激动，定向力异常，烦躁，幻觉，谵妄，昏迷 消化系统：食欲减退，腹痛腹泻，恶心呕吐，部分可有严重脱水、黄疸 |

笔记：

续　表

| 甲状腺危象类型 | 体温 | 心脏症状 | 其他典型表现 |
| --- | --- | --- | --- |
| 淡漠型危象 | 不明显 | 不明显 | 缓慢起病，虚弱，反应迟钝，表情淡漠，嗜睡，恶病质，肌肉萎缩，严重者可出现昏迷 |

#### 四、急救原则

1. 药物及治疗原则

使用硫脲类药物抑制甲状腺素合成；碘剂抑制甲状腺素释放；降低周围组织对甲状腺素的反应性；通过血液净化、血浆装置、腹膜或血液透析等降低循环中甲状腺素水平。

2. 病因治疗

积极寻找原发病，去除诱因，并给予相应治疗。

3. 支持治疗

保护周围组织器官功能，防止心、脑、肾等器官衰竭。

#### 五、辅助检查

血游离甲状腺素（$FT_4$）、游离三碘甲状腺原氨酸（$FT_3$）升高，且 $FT_3$ 升高较早幅度较大。另还有甲状腺

笔记：

功能测定、放射性核素扫描等检查。

### 六、护理评估

1. 病史

了解患者既往病史及长期用药情况，以及家族史。了解患者发病时间及有无细菌感染、精神刺激、创伤等。

2. 身心状况

(1) 症状与体征：可出现血压下降、脉压小、脉搏细弱，最后发展到血压不易测到、心率减慢、休克。患者有高热、消瘦、贫血、皮肤多汗及精神症状。

1) 甲状腺检查。甲状腺肿大，可触及震颤，闻及血管杂音。

2) 眼部检查。突眼（测量突眼度）、眼裂增宽、瞬目减少，出现视力疲劳、视力减退、畏光。

(2) 心理和社会状况：患者常因甲状腺肿大影响外观而产生自卑心理，或由于压迫症状产生恐惧心理，患者常因紧张焦虑、烦躁易怒等情绪与周围人发生争执，导致人际关系紧张。

### 七、护理措施

1. 一般护理

(1) 休息：限制活动，卧床休息，保持环境舒适，避免强光，减少噪声。

笔记：

（2）迅速建立静脉通道，以便于抢救用药及支持治疗。

（3）呼吸困难、发绀者给予吸氧（2~3L/min）。

（4）饮食：摄取高热量、高蛋白、高维生素的饮食；限制纤维素和含碘食物；禁食生冷，避免刺激性食物饮料。昏迷患者需保留胃管。

（5）皮肤护理：保持皮肤干燥清洁，协助翻身避免压疮发生。

（6）眼部护理：减少光线和灰尘刺激。睡前给予维生素眼膏涂抹，以减轻症状，防止感染。当患者眼睑不能完全闭合时，可覆盖纱布或眼罩。为减轻球后水肿，可采用高枕卧位和限制钠盐摄入的方法。

2. 急救护理

（1）病情观察：

1）密切观察患者生命体征及神志变化。

2）注意体重及食欲变化，记录24小时出入量。

3）观察甲状腺肿大及突眼程度。

（2）高热处理：采用及时有效的降温方式，如酒精擦浴、冰袋物理降温；病室内环境降温；冰盐水灌肠等。期间需密切观察皮肤颜色，防止冻伤。关注体温变化。

（3）观察患者用药后甲状腺肿大程度是否改变：服用碘剂时，密切观察中毒及过敏反应，若出现口腔黏膜发炎、腹泻、恶心、鼻出血等症状，应通知医生立即

笔记：

停药。

## 八、健康指导

宣教护眼方法，使患者学会自我护理。告知患者长期服药及定期复查。

---

### *tips*

**注意事项：**

　　对于老年人、淡漠型甲状腺功能亢进患者，甲状腺危象的表现可以不典型，如高热、多汗、心率增快等不明显，应提高警惕。

（苏　萌）

## 第十七节　糖尿病酮症酸中毒的急救护理

### 一、定义

糖尿病酮症酸中毒（DKA）是糖尿病患者在各种诱因作用下，胰岛素绝对或相对不足，胰岛素对抗性调节激素不适当升高，引起糖、蛋白质、脂肪以及水、电解质、酸碱平衡失调，最终导致高血糖、高血酮、酮尿、

笔记：

脱水、电解质紊乱，并伴有代谢性酸中毒。

## 二、发病机制

DKA 主要继发于胰岛素绝对或相对不足，胰岛素对抗性调节激素（ICRH，如胰高糖素、儿茶酚胺、皮质醇和生长激素，特别是胰高糖素）升高。这会导致高血糖症（因为缺少胰岛素介导的将循环中的葡萄糖摄入骨骼肌细胞）和酮体形成（因脂肪分解引起，正常情况下胰岛素会抑制脂肪分解）。当体内碱储备不足以缓冲这些酸性酮体时，就出现代谢性酸中毒。

## 三、临床表现

DKA 时患者因脱水而多饮、多尿和体重下降，因前列腺素增加而恶心、呕吐，呕吐物可为咖啡色，隐血试验阳性。DKA 患者可有腹痛，有时表现为急腹症，肌肉组织脱水、胃排空延迟和因电解质紊乱、代谢性酸中毒而引起的急性胃肠功能紊乱都是造成腹痛的原因。但当纠正脱水和酸中毒后，如果腹痛仍未缓解，就应积极查明原因。患者的神志状态可从完全清醒到严重嗜睡，部分患者甚至神志不清。体格检查可发现皮肤弹性减退、黏膜干燥和低血压等。酮症酸中毒时呈库氏呼吸，呼出的气体有烂苹果味。虽然患者常有感染，但往往因外周血管扩张而体温不高，甚至偏低，这是预后不良表现。

笔记：

### 四、急救原则

1. 纠正脱水

抢救 DKA 的重要措施。DKA 者输液量可按原体重的 10% 估计，24 小时内 4000~5000ml，其中前 4 小时内补充 1000~2000ml；血糖>13.9mmol/L 时可补充生理盐水，伴低血压或休克者可联合补充胶体溶液，同时注意监测血钠；血糖<13.9mmol/L 时可过渡到 5% 葡萄糖加胰岛素，更有利于减少酮体的产生。

2. 纠正高血糖

小剂量给予速效胰岛素可以安全、有效地降糖。可按 0.1U/(kg·h) 泵入，约 4~6U/h，血糖下降速度为 70~110mg/h 为宜，根据血糖下降速度调整胰岛素用量。当尿酮体转阴后胰岛素可减量或酌情改为皮下注射。

3. 纠正电解质紊乱，恢复酸碱平衡

重点是补钾治疗，见尿补钾，总量为氯化钾 6~10g。当血钾≥6.0mmol/L 或无尿时可暂不补钾。

大多数轻中度 DKA 可通过胰岛素治疗和补液纠正酸碱平衡，仅当血 pH≤7.0 时，可考虑用小量碳酸氢钠纠正酸中毒。

4. 发现和治疗诱因

DKA 最常见的易感因素是感染（以泌尿系统感染和肺炎最常见）、漏注射胰岛素或剂量不足、初发糖尿病、各种应激（如心肌梗死、脑卒中、急性胰腺炎、外伤、

笔记：

手术）以及酗酒、使用激素、噻嗪类利尿剂、拟交感药物及 α 受体阻滞剂和 β 受体阻滞剂等。

**5. 避免并发症（脑水肿、低磷血症和呼吸衰竭）**

如果代谢参数改善的同时意识水平下降，应怀疑脑水肿。此时应立即开始甘露醇治疗，并减慢补液的速率，完成头颅 CT，查找其他可能造成意识水平降低的病因。

糖尿病酮症酸中毒的患者会经尿液丢失大量的磷酸盐，如果患者出现呼吸肌无力、溶血或低血压，则表明发生了严重的低磷血症（低于 0.35mmol/L），此时应考虑补充磷酸盐。

呼吸衰竭可能由诱因疾病引起，如果发生，可采用间歇性正压通气治疗，并严格保持液体平衡。

**6. 严密观察**

（1）每 2 小时一次检测血糖、血电解质、血气分析，注意监测尿糖和血、尿酮体及生命体征的变化。

（2）尿酮体转阴后，可酌情延长间隔时间。

（3）按时复查肝、肾功能，心电图等相关检查。

**7. 防止复发**

**五、辅助检查**

糖尿病辅助检查见表 2-5。

笔记：

表 2-5 糖尿病酮症酸中毒危象的辅助检查

| 组别 | 血糖 (mmol/L) | 动脉血 pH | 血 $HCO_3^-$ (mmol/L) | 尿酮 | 血清有效渗透压 (mmol/L) | 阴离子间隙 (mmol/L) | 神志 |
|---|---|---|---|---|---|---|---|
| 轻度 | >13.9 | 7.25~7.30 | 15~18 | 阳性 | 不定，常<320 | >10 | 清醒 |
| 中度 | >13.9 | 7.00~<7.24 | 10~<15 | 阳性 | 不定，常<320 | >12 | 清醒/嗜睡 |
| 重度 | >13.9 | <7.00 | <10 | 阳性 | 不定，常<320 | >12 | 昏睡/昏迷 |

笔记：

## 六、护理评估

### 1. 病史

DKA 的病因较为复杂，因此，需了解患者 DKA 发生前的饮食、用药情况（如胰岛素及其他降糖药物），DKA 发生后的神志、精神状况、诊疗过程等；还要了解患者的既往病史，是否患有糖尿病，是否存在感染，有无心肌梗死、脑卒中史，有无胰腺炎、外伤、手术及酗酒史，是否使用激素、噻嗪类利尿剂、拟交感药物及 α 和 β 受体阻滞剂等药物。

### 2. 身心状况

（1）症状与体征：多尿、烦渴、嗜睡、厌食、过度通气、呼气中有酮体气味、脱水、呕吐、腹痛、昏迷。

（2）心理和社会状况：评估患者及家庭成员的教育程度，是否能够得到有效的糖尿病防治知识，本人及家属是否接受患者患病的事实等。这可以在一定程度上反应患者平时血糖控制的状态。

## 七、护理措施

### 1. 一般护理

（1）保持病室安静、整洁，定期紫外线消毒，经常通风换气，保持病房空气新鲜，温度适宜，专人护理。以护嘱的形式周密制订每天的护理计划，将护士一天内要完成的护理工作（如口腔护理、预防压疮护理、膀胱冲洗、

笔记：

会阴冲洗等）按时间顺序制成护理工作表，以书面护嘱的形式放在特护记录单的首页，按质按量，逐项完成。

（2）观察并记录患者的神志和各项生命体征，准确记录出入量。

（3）昏迷患者按昏迷护理常规进行护理，做好皮肤护理，定时翻身，建立皮肤观察登记本，认真记录，有条件时应使用气垫床，预防皮肤感染，防止形成压疮。

（4）按医嘱正确计算患者每天所需热量并注意补水；鼓励清醒患者经口进食，昏迷患者可遵医嘱留置胃管；无论清醒与否，都应避免呛咳窒息。

（5）心理护理。

糖尿病是一种慢性终生性疾病，长年应用药物治疗，病情迁延反复，易出现各种并发症，尤其并发症死亡率较高，患者及家属心理负担重，应告知患者情绪与疾病的关系，强调该病是可防可治的，重点在于预防各种诱发因素，消除其紧张恐惧心理，以便在执行各种治疗护理措施时取得患者和家属的配合。

2. 急救护理

（1）积极配合抢救：患者入院时病情危重，多有深昏迷，应立即准备各种抢救器材及药物，积极配合抢救。使用心电监护仪监护患者生命体征，严密观察患者意识状态、瞳孔大小及对光反射，呼吸、血压、心率和血氧饱和度的变化。及时建立两条静脉通路，一条确保输液量和抗生素等应用；另一条采用输液泵维持胰岛素

笔记：

的滴注，并正确记录出入量。遵医嘱给予患者氧气吸入，必要时联系呼吸治疗中心，准备无创呼吸机于病室内。

（2）严密监测血糖和电解质的变化，在输液和胰岛素治疗过程中，需检测血糖、钾、钠和尿糖、尿酮等的数值变化，并及时将标本送检。根据血糖值，准确执行医嘱，及时调整胰岛素剂量，谨防低血糖的发生。

（3）安慰家属。

## 八、健康指导

1. 告知患者及家属 1 型糖尿病不能随意停、减胰岛素治疗；糖尿病患者应定期监测血糖，并据此调整胰岛素剂量、补充足够的水分。如发生应激及急性伴发病（如肠胃炎）时，应密切监测血糖和血、尿酮体，并注意神志变化。

2. 教会患者胰岛素笔的正确使用方法，胰岛素的注射部位。告知患者，除不恰当地摄入高热量饮食外，注射技术差、注射设备缺陷也同样会导致糖尿病酮症酸中毒的发生。

3. 告知患者外出时携带识别卡，以便发生紧急情况时得到及时有效的救治。

（刘　熹）

笔记：

# 第十八节 糖尿病非酮症高渗昏迷的急救护理

## 一、定义

糖尿病非酮症高渗昏迷，近年来多称为高血糖高渗状态（HHS），是糖尿病严重的急性并发症。以严重脱水、高血糖、高血浆渗透压、无明显酮症、伴不同程度的神经精神表现为特征。

## 二、发病机制

HHS主要继发于胰岛素绝对或相对不足，胰岛素对抗性调节激素（ICRH，如胰高糖素、儿茶酚胺、皮质醇和生长激素，特别是胰高糖素）升高。这会导致高血糖症和酮体形成。

高血糖症会引起渗透性利尿，也会引起胃排空障碍，诱发呕吐，脱水接踵而至，酮体3-羟基丁酸水平升高导致酸中毒，加重脱水。加之各种原因（如老龄）引起的口渴中枢功能障碍，主动饮水维持水平衡的能力降低，使得肾脏调节水、电解质平衡的功能随之降低，血糖排出受限，以致血糖、血浆渗透压明显升高，进一步使细胞膜功能失常。神经细胞失去兴奋能力，转为抑制，同时红细胞由于缺糖而能量低下，供氧能力下降，导致意识改变。

笔记：

HHS 的特征是高血糖和脱水，其机制与 DKA 类似，但有所不同。HHS 不发生或较少发生酮症的原因是患者门静脉中还保持着一定的胰岛素水平，肝脏能以不产生酮体的方式代谢游离脂肪酸，而且高渗和脱水也会抑制脂肪分解，使得进入肝脏的游离脂肪酸不会太多。

### 三、临床表现

HHS 患者有高血糖和脱水的症状和体征，神志状态与血渗透压紧密相关。HHS 患者的胃肠道症状少于 DKA。

### 四、急救原则

1. 纠正脱水

一般较 DKA 脱水更严重，应立即补液纠正脱水。

如果血钠 ≤150mmol/L 且血压偏低，可用生理盐水；当血糖<13.9mmol/L 后，可改用 5% 葡萄糖液加胰岛素。早期液体补充十分重要（可参考 DKA 补液方法），总补液量约占体重的 10%~12%。

2. 纠正高血糖和电解质紊乱，维持酸碱度平衡

酸碱平衡参见 DKA。

3. 发现和治疗诱因

HHS 的诱因与 DKA 相似，可做参考。此外，大量摄入酒精和咖啡因也与 HHS 有关，应避免过量摄入以上物质。老年、脑卒中后、肾功能减退、渴感减退等都

笔记：

是易患因素，可通过监测血糖来及时发现。

4. **渗透压不宜下降过快**

5. **严密观察**

每 2 小时监测血糖、电解质、生命体征。有条件，尤其是伴有心功能不全时，需要监测中心静脉压。渗透压下降至正常后可延长间隔时间。

6. **去除诱因，积极控制感染及其他并发症**

### 五、辅助检查

辅助检查见表 2-6。

### 六、护理评估

1. **病史**

HHS 的病因较为复杂，因此，需了解患者 HHS 发生前的饮食、用药情况（如胰岛素及其他降糖药物），HHS 发生后的神志、精神状况、诊疗过程等，还要了解患者的既往病史，是否患有糖尿病，是否存在感染，有无心肌梗死、脑卒中史，有无胰腺炎、外伤、手术及酗酒史，是否使用激素、噻嗪类利尿剂、拟交感药物及 α 和 β 受体阻滞剂等药物。是否曾大量摄入过酒精或咖啡因。

2. **身心状况**

（1）症状与体征：多尿，烦渴，躁动以及渐进性意识障碍等症状。

笔记：

表 2-6 糖尿病非酮症高渗昏迷的辅助检查

| 组别 | 血糖<br>(mmol/L) | 动脉血<br>pH | 血 $HCO_3^-$<br>(mmol/L) | 尿酮 | 血清有效渗透<br>压(mmol/L) | 阴离子间隙<br>(mmol/L) | 神志 |
|------|------|------|------|------|------|------|------|
| HHS | >33.3 | >7.30 | >15 | 阳性/少量 | >320 | <12 | 昏睡/昏迷 |

笔记:

（2）心理和社会状况：评估患者及家庭成员的教育程度，是否能够得到有效的糖尿病防治知识，本人及家属是否接受患者患病的事实等。这可以在一定程度上反应患者平时血糖控制的状态。

**七、护理措施**

1. 一般护理

（1）保持病室安静、整洁，定期紫外线消毒，经常通风换气，保持病房空气新鲜，温度适宜，专人护理。以护嘱的形式周密制订每天的护理计划，将护士一天内要完成的护理工作（如口腔护理、预防压疮护理、膀胱冲洗、会阴冲洗等）按时间顺序制成护理工作表，以书面护嘱的形式放在特护记录单的首页，按质按量，逐项完成。

（2）观察并记录患者的神志和各项生命体征，准确记录出入量。

（3）昏迷患者按昏迷护理常规进行护理，做好皮肤护理，定时翻身，建立皮肤观察登记本，认真记录，有条件时应使用气垫床，预防皮肤感染，防止形成压疮。

（4）按医嘱正确计算患者每天所需热量并注意补水；鼓励清醒患者经口进食，昏迷患者可遵医嘱留置胃管；无论清醒与否，都应避免呛咳窒息。

（5）心理护理

笔记：

糖尿病是一种慢性终生性疾病，长年应用药物治疗，病情迁延反复，易出现各种并发症，尤其并发本症死亡率较高，患者及家属心理负担重，应告知患者情绪与疾病的关系，强调本症是可防可治的，重点在于预防各种诱发因素，消除其紧张恐惧心理，以便在执行各种治疗护理措施时取得患者和家属的配合。

2. 急救护理

（1）积极配合抢救：患者入院时病情危重，多有深昏迷，应立即准备各种抢救器材及药物，积极配合抢救。使用心电监护仪监护患者生命体征，严密观察患者意识状态、瞳孔大小及对光反射，呼吸、血压、心率和血氧饱和度的变化。及时建立两条静脉通路，一条确保输液量和抗生素等应用；另一条采用输液泵维持胰岛素的滴注，并正确记录出入量。遵医嘱给予患者氧气吸入，必要时联系呼吸治疗中心，准备无创呼吸机于病室内。

（2）严密监测血糖和电解质的变化，在输液和胰岛素治疗过程中，需检测血糖、钾、钠和尿糖、尿酮等的数值变化，并及时将标本送检。根据血糖值，准确执行医嘱，及时调整胰岛素剂量，谨防低血糖的发生。

（3）安慰家属。

笔记：

### 八、健康指导

1. 告知患者及家属 2 型糖尿病要合理用药；糖尿病患者应定期监测血糖、并据此调整胰岛素剂量，将血糖控制在相对合理的范围内。

2. 老年人要保证足够饮水，特别是使用利尿剂的患者。

3. 当有应激或急性伴发病发生时（如呕吐、腹泻、烧伤、严重感染等），除保证足够水分摄入外，还要密切注意患者神志、血糖和血、尿酮体等数值的变化。

4. 告知患者外出时携带识别卡，以便发生紧急情况时得到及时有效的救治。

（刘　熹）

## 第十九节　低血糖危象的急救护理

### 一、定义

低血糖症时血糖浓度低于正常的临床综合征。成人血糖低于 2.8mmol/L（<50mg/dl）可认为血糖过低。当血糖降低，引起交感神经过度兴奋和中枢神经异常的症状、体征时，称低血糖危象。葡萄糖是脑组织的主要能量来源，当其缺乏时可产生功能和组织的损害，严重而长期的低血糖可以致死。

笔记：

## 二、发病机制

人体内维持血糖的正常有赖于消化道、肝、肾及内分泌腺体等多器官功能的协调一致，通过神经体液调节机制来维持血糖的稳定。低血糖对机体的影响以神经系统为主，尤其是交感神经和脑部。交感神经受低血糖刺激后，儿茶酚胺分泌增多刺激胰高血糖素和血糖水平的增高，又能作用于肾上腺能受体而引起心动过速、烦躁不安、面色苍白、大汗淋漓和血压升高等交感神经兴奋的症状。葡萄糖是脑部尤其是大脑的主要能量来源，脑细胞所需的能量几乎完全直接来自血糖，脑细胞本身没有糖原储备。较长时间的重度低血糖可严重损害脑组织。重度低血糖常伴有脑组织对氧的摄取率下降而对缺氧的耐受性更差，这就更加重了低血糖对脑部的损害。

## 三、临床表现

低血糖危象的主要临床表现有心悸、出汗、面色苍白、无力、饥饿感、颤抖、焦虑、精神错乱、抽搐，甚至昏迷。糖尿病患者使用胰岛素或口服降糖药物治疗时出现低血糖症状，应首先考虑为药物反应所致。不同原因引起的低血糖各有其自身特点，见表 2-7。

笔记：

表 2-7  低血糖临床特点

| 低血糖类型 | 正常饮食 | 饥饿 24 小时 | 临床表现 | 实验室检查 |
| --- | --- | --- | --- | --- |
| 器质性低血糖（胰岛素瘤） | 空腹血糖 <2.8mmol/L | 空腹血糖 <2.5mmol/L | 空腹发作，饥饿及运动可诱发，症状明显，可出现昏迷、抽搐，不能自行缓解 | 空腹胰岛素水平增高，OGTT 曲线低平，肝功能正常 |
| 肝病性低血糖 | 空腹血糖 <2.8mmol/L | 空腹血糖 <2.5mmol/L | 空腹发作，进行性加重，饥饿及运动可诱发，有原发肝病表现 | 空腹胰岛素水平正常或稍增高，OGTT 高平曲线，肝功能异常 |
| 功能性低血糖 | 正常 | 正常 | 进食 2~4 小时发作，与精神、情绪等因素有关，发作无昏迷，可行缓解 | 空腹胰岛素水平正常，OGTT2~4 小时后急剧下降，可自行恢复 |

## 四、急救原则

### 1. 血糖测定

凡怀疑低血糖危象的患者，应立即做血糖测定，并在治疗过程中动态观察血糖水平。

笔记：

2. 补充葡萄糖

如患者尚清醒有吞咽运动可喂糖水，如患者昏迷或抽搐，立即静脉注射 50% 葡萄糖注射液 50ml，并继以 10% 葡萄糖注射液 500～1000ml 静脉滴注，视病情调整低速和输入液量，患者清醒后，应尽早进食果汁及食物。

3. 胰高血糖素

常用剂量为 0.56～1.0mg，可皮下注射、肌内注射或静脉注射。用药后患者多于 5～20 分钟神志转清，否则可重复给药。胰高血糖素升糖作用迅速，但作用时间仅能维持 1～1.5 小时，必须以葡萄糖维持，以防低血糖复发。

4. 肾上腺皮质激素

有利于升高血糖及减轻脑水肿，可用氢化可的松 100mg 静脉注射，每 4 小时 1 次，使用 2～3 次。

5. 甘露醇

如经上述处理效果不佳或昏迷持续时间较长者，很可能合并脑水肿，可用 20% 甘露醇注射液 125～250ml 快速静脉滴注。

6. 病因治疗

积极寻找原发病，并给予相应治疗，如胰岛 B 细胞瘤应尽早手术治疗、肝病所致者积极治疗原发病等。

笔记：

**五、辅助检查**

发作时血糖低于 1.12mmol/L。

**六、护理评估**

1. 病史

低血糖的病因较为复杂，因此，需了解患者低血糖发生前的饮食、用药情况（如胰岛素及其他降糖药物），低血糖发生后的神志、精神状况、诊疗过程等，还要了解患者的既往病史，特别是肝病史。

2. 身心状况

（1）症状与体征：低血糖症状的发生及轻重不但与血糖下降程度有关，且与其下降速度、持续时间及患者机体反应性有关，及血糖值越低、发展越快、持续时间越长，则症状越明显和严重。中枢神经系统主要依靠葡萄糖作为能量来源，当出现低血糖时，便会影响神经系统的正常活动，并以交感神经及脑功能障碍最为明显，若低血糖持续未被控制，患者可因昏迷、呼吸、循环中枢衰竭而死亡。

1）交感神经过度兴奋：心悸、软弱、饥饿、焦虑、紧张、脸色苍白、心动过速、冷汗及手足震颤等。

2）脑部症状：表现为精神不集中、思维和言语迟钝、头晕、视物不清、焦虑不安、步态不稳；有些患者

笔记：

可出现精神症状，如狂躁、易怒、幻觉、表情特异等；若低血糖程度加剧可出现神志不清、肌肉颤动、惊厥、抽搐，最后昏迷。

（2）心理和社会状况：患者存在明显的交感神经系统症状，常有焦虑不安、恐惧、危象持续时间较长者可出现器质性脑损害，影响患者劳动力和生活质量，并增加家庭和社会的负担。

**七、护理措施**

1. 一般护理

（1）体位：一般取平卧位，保持呼吸道畅通。

（2）迅速建立静脉通道，立即输注葡萄糖注射液。

（3）饮食：如果患者能进食，立即口服葡萄糖水或蔗糖水。

（4）吸氧：对于昏迷者应常规输氧。

2. 急救护理

（1）病情观察：

1）密切观察患者生命体征及神志变化。

2）观察尿量，并记录24小时出入量。

3）动态监测血糖，评估治疗效果。

（2）昏迷患者除需按昏迷常规护理外，待患者意识恢复后，还应注意观察是否有出汗、嗜睡、意识蒙眬等再度低血糖状态，及时报告医师做出相应处理。

（3）抽搐者应注意是否合并脑水肿，除补糖外，可

笔记：

酌情应用甘露醇降颅内压和镇静剂，并注意保护患者，防止外伤。

### 八、健康指导

帮助患者分析低血糖的原因，指导患者正确的饮食及用药方法。

*tips*

**注意事项：**

1. 患者因恶心、呕吐及大量出汗，有发生水、电解质及酸碱平衡紊乱的危险。

2. 有发生癫痫危险。

（胡英莉）

笔记：

# 第三章 急性中毒的急救护理

## 第一节 急性中毒概述

### 一、定义

当某些物质（化学品、药物、食物）接触人体或进入人体后累积到一定量，造成组织器官的结构破坏和功能损害者称为中毒。

### 二、中毒机制

毒物主要通过呼吸道、消化道、皮肤黏膜等部位进入人体，因毒物种类和作用部位不同其机制也各有不同。

1. 局部刺激、腐蚀作用

强酸、强碱可吸收组织水分并与蛋白结合或脂肪结合，使细胞变性和坏死。

2. 缺氧

毒性气体可引起肺炎、肺水肿、与血红蛋白结合从而妨碍肺内肺泡的气体交换而引起缺氧。如一氧化碳、

笔记：

硫化氢、氰化物等。脑组织和心肌对缺氧特别敏感，易发生意识障碍、心律失常和心功能障碍。

3. 麻醉作用

有机溶剂和吸入性麻醉剂有强嗜脂性，如苯、汽油、煤油、吸入性麻醉药等，可通过血脑屏障，进入脑内而抑制脑细胞功能。

4. 抑制酶的活性

有些毒物通过抑制酶的活性而产生毒性，如有机磷杀虫剂抑制胆碱酯酶、氰化物抑制细胞色素氧化酶、重金属抑制含硫激酶等。

5. 干扰细胞膜或细胞器生理功能。

6. 竞争受体

如毒蕈和阿托品等可产生毒蕈碱和阿托品样中毒。

### 三、临床表现

各种中毒症状取决于中毒的毒理作用、进入机体途径、剂量等而有不同。

1. 皮肤黏膜症状

（1）皮肤烧伤：常见于强酸、强碱、甲醛、苯酚等。

（2）发绀：常见于引起氧和血红蛋白不足的毒物中毒，如亚硝酸盐、硝基苯、氰化物、麻醉药等。

（3）樱桃红色：常见于一氧化碳中毒。

（4）黄疸：常见于鱼苦胆、毒蕈、四氯化碳中毒等。

2. 眼部症状

（1）瞳孔缩小见于有机磷、吗啡、氯丙嗪、咖啡因中毒等。

（2）瞳孔扩大见于阿托品、毒蕈、曼陀罗、酒精中毒等。

（3）视力障碍见于甲醇、苯丙胺、有机磷中毒等。

3. 呼吸系统症状

（1）刺激和腐蚀性气体可直接损伤呼吸道黏膜出现咳嗽、胸痛、呼吸困难。

（2）特殊气味，如酒精（酒味）、有机磷中毒（大蒜味）、氰化物（苦杏仁味）。

（3）呼吸加快，常见于水杨酸、甲醇、二氧化碳中毒等。

（4）呼吸麻痹，常见于麻醉药、吗啡、一氧化碳、蛇毒中毒等。

4. 循环系统

（1）心律失常，常见于洋地黄、夹竹桃、氨茶碱中毒等。

（2）休克，常见于奎尼丁、青霉素药物过敏等。

（3）心跳骤停，常见于洋地黄、河豚鱼毒中毒等。

5. 消化系统

（1）口干，常见于麻黄、阿托品中毒。

（2）流涎，常见于有机磷中毒、拟胆碱药、毒蕈、乌头中毒等。

（3）呕吐、腹痛、腹泻，常见于食物中毒、有机磷、汞中毒、酒精、胆碱药中毒等。

6. 泌尿系统症状

尿色异常，如亚甲蓝（蓝色尿）、汞盐（红色尿）、亚硝酸盐（棕黑色尿）等。

7. 神经系统症状

中毒性脑病，某些毒素如有机磷等通过直接作用于中枢神经系统引起各种神经系统症状及脑实质损害。中毒性周围神经病，如铅中毒所致脑神经麻痹、砷中毒所致多发性神经炎。

8. 血液系统症状

（1）溶血性贫血，如砷化氢、苯胺、硝基苯等中毒。

（2）白细胞减少，如氯霉素、抗肿瘤药等。

（3）出血，如阿司匹林、肝素、蛇毒等。


**四、急救原则**

1. 立即终止接触毒物

气体中毒迅速脱离有毒环境，松解衣扣去除污染衣物，保持呼吸道通畅，用水大量清洗，并吸氧。

2. 维持基本生命

心跳骤停者立即与心肺复苏，心电监护，必要时气管插管呼吸机辅助呼吸，必要时气管切开。迅速建立静

笔记：

脉通路，保证各种用药治疗。

3. 清除毒物

吸入性毒物应立即清除口鼻腔分泌物，保持呼吸道通畅，呼吸新鲜空气，尽早吸氧治疗。接触性毒物应立即去除污染衣物，擦去可见毒物，用大量的清水或肥皂水清洗，切忌用热水或少量水清洗，遇到强酸、强碱等不可直接用水冲洗，以免发生腐蚀。冲洗时间一般为15~30分钟。食物中毒者常用催吐、导泻、洗胃、灌肠、活性炭等吸附方法，尽早排除毒物。

4. 促进已吸收毒物排出

常用方法有利尿排毒、透析疗法、血液净化、血浆置换、血液灌流等，护士应协助医生进行抢救工作。

5. 特效解毒治疗

（1）依地酸钙钠适用于铅中毒。

（2）小剂量亚甲蓝（美蓝）可使高铁血红蛋白还原为正常血红蛋白。

（3）氢化物中毒可用亚硝酸盐-硫代硫酸钠。

（4）有机磷中毒可用阿托品、碘解磷定、氯解磷定、双复磷等。

（5）中枢神经抑制可用纳洛酮、氟马西尼等。

6. 对症治疗

在无特效解毒剂和疗法时对症治疗非常关键，脑水肿者可用20%甘露醇，惊厥者可用巴比妥类，昏迷患者应保持呼吸道通畅，做好基础护理，积极地对症治疗可以减少或减轻患者痊愈后的并发症，增加生活质量。

## 五、辅助检查

1. 做血液或血清的毒物检测，确定中毒种类和中毒剂量。

2. 其他检查

胆碱酯酶活性，血气分析、碳氧血红蛋白、心电图等。

## 六、护理评估

1. 病史

确定患者服用毒物的种类，途径、服用毒物的剂量和接触时间，呕吐物的性状，特殊气味，生活、职业及精神状况以及发病的地点和经过。

2. 身心状况

（1）评估生命体征的变化：注意瞳孔大小，对光反应，注意呼吸速率、节律、有无呼吸困难，有无特殊气味。注意心率快慢，节律是否整齐，有无心律失常以及血压高低的情况。注意呕吐物及排泄物的颜色，气味，有无肌肉颤动及痉挛。

（2）观察患者洗胃、灌肠、催吐、用药后的生命体征变化，准确记录出入量，了解肾功能，肝功能情况。

笔记：

## 七、护理措施

1. 一般护理措施

应卧床休息，昏迷患者头偏向一侧防止误吸，注意保暖。病情平稳后，予以流食或半流食饮食。

2. 严密生命体征监测、及时记录病情变化，准确记录出入量，注意呕吐物、排泄物的性状、颜色、气味、量的观察。对意识障碍的先按常规救治，对有意服毒者注意心理辅导、防范意外发生。

3. 洗胃患者，宜取左侧卧位，洗胃液控制在 35～37℃，先抽吸胃内容物后在注入洗胃液，每次 300ml 左右，持续胃肠负压引流。

4. 加强基础护理，防止压疮，感染等并发症。

5. 心理护理

了解患者的工作学习情况，有针对性地对其进行心理疏导，鼓励患者学习应对压力的方法，并做好家属思想工作，多给予患者感情支持。患者应有专人看护，防止患者再次自杀。

## 八、健康指导

1. 培养人们正确的饮食观念，尽量少食或不食用腌制菜，变质食物。

2. 普及防毒知识

如冬天防止煤气中毒，喷洒农药的防护及方法，预

笔记：

防中毒及自救防护知识等。

3. 加强对毒药、麻药、剧毒药物、限制药物的管理，防止不慎误食。

（胡少文）

# 第二节  急性中毒的急救原则

## 一、定义

急性中毒指毒物短时间内经皮肤、黏膜、呼吸道、消化道等途径进入人体，使机体受损并发生器官功能障碍。急性中毒起病急骤，症状严重，病情变化迅速，不及时治疗常危及生命，必须尽快做出诊断与急救处理。

## 二、急救原则特点

快、稳、准、动。即分秒必争、沉着稳重、判断准确、动态施救。

## 三、急救技术原则

包括除毒、解毒和对症三步急救。

1. 除毒方法

（1）清除皮肤毒物：迅速使中毒者离开中毒场地，脱去被污染衣物，用微温水反复冲洗身体，清除毒性物质。如为碱性物中毒，可用醋酸或 1%~2% 稀盐酸、

笔记：

酸性果汁冲洗；如为酸性物中毒，可用石灰水、小苏打水、肥皂水冲洗。敌百虫中毒忌用碱性溶液冲洗。

（2）清除眼内毒物：迅速 0.9% 盐水或清水冲洗 5~10 分钟。酸性毒物用 2% 碳酸溶液冲洗，碱性中毒用 3% 硼酸溶液冲洗。然后可点 0.25% 氯霉素眼药水，或 0.5% 金霉素眼药膏以防止感染。无药液时，只用微温清水冲洗亦可。

（3）吸入毒物的急救：应立即将患者脱离中毒现场，搬至空气新鲜的地方，同时可吸氧气。

（4）食入毒物的急救：催吐，用手指、羽毛、筷子、压舌板触摸咽部，将毒物呕吐出来。不清醒者忌用。有条件的还可服用 1% 硫酸锌溶液 50~100ml。必要时用去水吗啡（阿朴吗啡）5mg 皮下注射。

1）催吐禁忌：服强酸、强碱中毒者。已发生昏迷、抽搐、惊厥者。患有严重心脏、食管静脉曲张和溃疡病者。孕妇应慎用。

2）洗胃：清醒者，越快越好，但神志不清、惊厥抽动、休克、昏迷者忌用。洗胃只有在医师指导下进行。

3）灌肠：清洗肠内毒物，防止吸收。腐蚀性毒物中毒可灌入蛋、稠米汤、淀粉糊、牛奶等，可保护胃肠黏膜，延缓毒物的吸收；口服炭末、白陶土有吸附毒物的功能；如由皮下、肌内注射引起的中毒，时间还不长，可在原针处周围肌内注射 1% 肾上腺素 0.5mg 以延

笔记：

缓吸收。

4）排除毒物：用以下方法可促使已到体内的毒物排除。利尿排毒：大量饮水、喝茶水都有利尿排毒作用；亦可口服呋塞米（速尿）20～40mg/d。静脉注射排毒：用5%葡萄糖40～60ml，加维生素C 500mg静脉点滴。换血排毒：常用于毒性极大的氰化物、砷化物中毒时，可将患者的血液换成同型健康人的血。透析排毒：在医院可做血液腹膜、结肠透析以清除毒物。

2. 解毒方法

即防止毒物吸收。在催吐、洗胃过程中或其后，给予拮抗剂以直接未被吸收的毒物发生作用，以减低毒性或防止吸收。常用解毒方法如下：

（1）一般解毒剂（见下表）。

| 解毒剂类型 | 功用与适应证 | 常用药物 |
| --- | --- | --- |
| 中和剂 | 弱酸可中和强碱中毒（碳酸氢钠中毒者禁用） | 弱酸 |
| 氧化剂 | 用于鸦片、硫化锌等中毒 | 高锰酸钾 |
| 还原剂 | 能减轻铅、砷的毒性，减轻或消除高铁血红蛋白所致的发绀 | 维生素C |
| 保护剂 | 能保护胃黏膜，适用于强酸强碱中毒 | 牛奶、蛋清、豆浆 |
| 吸附剂 | 可用于有机、无机毒物中毒 | 药用炭 |

笔记：

（2）药物拮抗剂（见下表）。

| 药物 | 功用与适应证 |
|------|------------|
| 新斯的明、毛果芸香碱 | 可用于阿托品、654-2、颠茄等中毒 |
| 美解眠（贝美格） | 可用于巴比妥类中毒 |
| 纳洛酮 | 可用于吗啡中毒 |
| 安易醒（氟马西尼） | 可用于安定中毒 |

（3）特效解毒剂（见下表）。

| 解毒剂 | 药物与应用 |
|--------|-----------|
| 金属中毒解毒剂 | 常见的有依地酸二钠钙、二乙烯三胺五乙酸、二巯基丙酸、二巯基丙磺酸钠、二巯基丁二酸钠、青霉胺等 |
| 高铁血红蛋白症解毒剂——亚甲蓝（美蓝） | 小剂量亚甲蓝（1~2mg/kg）可使高铁血红蛋白还原为正常血红蛋白，用以治疗亚硝酸盐中毒；大剂量（5~10mg/kg）可产生高铁血红蛋白血症，适用于治疗轻度氰化物中毒 |
| 氰化物中毒解毒剂 | 一般采用亚硝酸盐-硫代硫酸钠疗法 |
| 有机磷农药中解毒剂 | 复能剂如解磷定、氯磷定、双复磷等 |

## 3. 对症治疗

根据患者出现的症状如惊厥、呼吸困难、循环衰竭等给予对症治疗。还应该加强监护、密切观察患者生命

笔记：

体征及病情变化，支持患者度过危险阶段，争取早日康复。

（王　辉）

## 第三节　常见急性中毒的原因与类型

### 一、常见急性中毒的原因

1. 生活性中毒

主要是在误食、意外接触有机物质、用药过量、自杀或投毒等的情况之下，由于过量毒物进入人体，而引起的中毒。

2. 职业性中毒

在生产加工过程中，有些原料、辅料、中间产品、成品是有毒的，如果不注意劳动保护，在生产过程中与毒物密切接触可发生中毒；在保管、使用、运输方面，如不遵守安全防护制度也可能发生中毒。

3. 军事毒剂中毒

主要指在战争中接触军事毒剂所引起的中毒。

### 二、常见急性中毒的类型

根据毒物的来源和性质分类。

1. 急性药物中毒

包括急性毒品中毒、苯二氮䓬类药物中毒、巴比妥

笔记：

类药物中毒、抗精神病药物中毒、阿托品类药物中毒等其他药物急性中毒。

2. 急性农药中毒

包括急性有机磷农药中毒、氨基甲酸酯类农药中毒、甲脒类农药中毒、百草枯中毒、杀鼠剂中毒等。

3. 窒息性毒物中毒

包括一氧化碳中毒、氰化物中毒、硫化氢中毒。

4. 刺激性气体中毒

5. 有机毒物中毒

包括急性乙醇中毒、甲醇中毒、苯中毒和其他有机毒物中毒。

6. 金属中毒

包括铅中毒、汞中毒、砷中毒、铊中毒和其他常见金属中毒。

7. 植物性毒物中毒

包括亚硝酸盐中毒、毒蕈中毒、发芽马铃薯中毒、菜豆角中毒、白果中毒和其他植物性毒物中毒。

8. 动物性毒物中毒

河豚毒素中毒、雪卡毒素中毒、鱼胆中毒、毒蛇咬伤中毒和其他动物性毒物中毒。

9. 强酸强碱类中毒

强酸类中毒、强碱类中毒。

（王　辉）

笔记：

# 第四节 有机磷中毒的急救护理

## 一、定义

急性有机磷中毒主要是有机磷农药通过抑制体内胆碱酯酶活性，失去分解乙酰胆碱能力，引起体内生理效应部位乙酰胆碱大量蓄积，使胆碱能神经持续过度兴奋，导致先兴奋后衰竭的一系列毒蕈碱样、烟碱样和中枢神经系统等中毒症状和体征。

## 二、发病机制

当有机磷进入人体后，以其磷酰基与酶的活性部分紧密结合，形成磷酰化胆碱酯酶而丧失分解乙酰胆碱的能力，以致体内乙酰胆碱大量蓄积，并抑制仅有的乙酰胆碱酯酶活力，使中枢神经系统及胆碱能神经过度兴奋，最后转入抑制和衰竭。

## 三、临床表现

有机磷农药一般经口中毒，潜伏期较短，约数分钟至数小时之间；经皮吸收中毒大多在4~6小时内出现症状。主要的三大特征是瞳孔缩小、大汗、肌束震颤。

1. 急性中毒发作期的基本临床表现

笔记：

（1）胆碱能兴奋或危象：

1）毒蕈碱样症状：又称 M 样症状。主要由于堆积的乙酰胆碱使副交感神经末梢过度兴奋所致，引起平滑肌舒缩失常和腺体分泌亢进。出现较早，表现有恶心、呕吐、腹痛、腹泻、流涎、多汗、呼吸道分泌物增多、视物模糊、瞳孔缩小、呼吸困难、心跳加快、尿失禁等，严重时瞳孔呈针尖样合并肺水肿，双肺满布湿啰音。

2）烟碱样症状：又称 N 样症状。由于乙酰胆碱堆积在骨骼肌神经肌肉接头处，出现肌纤维颤动、全身紧缩或压迫感，表现有胸部压迫感、全身紧束感、肌纤维颤动，常见于面部、胸部、四肢，晚期可有肌阵挛、肌麻痹、全身抽搐，最后可因呼吸肌麻痹而致死。

3）中枢神经系统症状：由于乙酰胆碱在脑内蓄积，早期多表现为头痛、头晕、倦怠、乏力，进而出现烦躁不安、言语不清、嗜睡、不同程度的意识障碍及阵发性抽搐。严重者出现脑水肿昏迷、肺水肿表现及中枢呼吸抑制，可因中枢性呼吸衰竭而死亡。

（2）反跳：乐果和马拉硫磷口服中毒者，可能出现经抢救临床症状明显好转，稳定数天或 1 周后，病情急剧恶化，再次出现胆碱能危象，甚至肺水肿、昏迷或突然死亡。称为反跳。原因可能和残留在皮肤、毛发和胃肠道的有机磷杀虫剂重新被吸收或解毒药过早停用等多种原因有关。其死亡率占有机磷中毒者的 7%～8%。

笔记：

（3）中间综合征（IMS）：通常出现在急性有机磷中毒后2~4天，个别7天，以肌无力为突出表现，主要受累部位为肢体近端肌肉和屈颈肌，脑神经运动支支配的肌肉也常受累，表现为患者肢体软弱无力、抬头困难，严重者出现进行性缺氧致意识障碍、昏迷，可因呼吸机麻痹而死亡。IMS病变主要在突触后，使神经-肌接头的功能障碍，阿托品治疗无效。多见于二甲氧基的化合物，如乐果、氧乐果等。

（4）迟发型周围神经病（OPIDP）：在急性有机磷农药中毒胆碱危象消失后2~3周出现的感觉、运动型多发周围神经病，首先表现为肢体感觉异常，随后逐渐出现肢痛、麻痹，以后痛觉消失，最后发展为上肢感觉障碍。表现肢体远端最明显，上肢和下肢远端套式感觉减退。

（5）其他：有机磷中毒，特别是重度中毒患者，常可出现不同程度的心脏损害，主要表现为心律失常、ST-T改变和Q-T间期延长等。

2. 有机磷中毒的分级表现

（1）轻度中毒：以M样症状为主，没有肌纤维颤动等N样症状，全血胆碱酯酶活性在50%~70%。

（2）中度中毒：M样症状加重，出现肌纤维颤动等N样症状，全血胆碱酯酶活性在30%~50%。

（3）重度中毒：除有M、N样症状外，出现昏迷、肺水肿、脑水肿、呼吸麻痹，甚至呼吸衰竭。全血胆碱

笔记：

酯酶活性在 30% 以下。

## 四、辅助检查

1. 全血胆碱酯酶活力测定

此测定是诊断有机磷中毒的特异性实验指标，也是判断中毒程度的重要指标。胆碱酯酶活性降至正常人 70% 以下有意义。

2. 尿有机磷代谢产物测定

如对硫磷和甲基对硫磷在体内氧化分解生成对硝基酚由尿排出，敌百虫中毒时尿中出现三氯乙醇，此类分解产物的测定有助于中毒的诊断。

3. 血、胃内容物和大便排泄物中有机磷检测

## 五、急救原则

1. 迅速清除毒物

（1）立即使患者脱离中毒环境，运送到空气新鲜处，去除污染衣物，注意保暖。

（2）清洗：皮肤黏膜接触中毒者，用生理盐水、清水或碱性溶液（敌百虫污染除外）冲洗被农药污染的皮肤、指甲、毛发，彻底清洗至无味。忌用热水及乙醇擦洗。眼部污染者，除敌百虫污染必须用清水冲洗外，其余均可先用 2% 碳酸氢钠溶液冲洗，再用生理盐水彻底冲洗，之后滴入 1~2 滴 1% 阿托品。

（3）洗胃。

笔记：

1）口服中毒者，应立即反复催吐，彻底有效的洗胃。无论中毒时间长短，病情轻重，均应洗胃，即使中毒已达 24 小时仍应进行洗胃。洗胃时宜用粗胃管，先将胃内容物尽量抽完，再用生理盐水、清水、2% 碳酸氢钠溶液或 1：5000 高锰酸钾溶液反复洗胃并保留胃管 24 小时以上，直至洗清为止。

2）敌百虫中毒时忌用碳酸氢钠溶液和肥皂水洗胃。对硫磷、甲拌磷、乐果、马拉硫磷等忌用高锰酸钾溶液洗胃。不能确定有机磷种类时，则用清水、0.45% 盐水彻底洗胃。

3）导泻：从胃管注入硫酸钠 20~40g（溶于 20ml 水）或注入 20% 甘露醇 250ml 进行导泻治疗，以抑制毒物吸收，促进毒物排出。

2. 紧急复苏

急性有机磷杀虫剂中毒常因肺水肿、呼吸肌麻痹、呼吸衰竭而死亡。一旦发生以上情况，应紧急采取复苏措施；及时有效地清除呼吸道分泌物，气管插管或气管切开以保持呼吸道通畅，心搏骤停者立即进行心肺复苏。

3. 促进毒物排出

（1）利尿：可选用作用较强的利尿剂（如呋塞米）来利尿，促进有机磷排出，但要注意尿量，保持出入量的平衡。

（2）血液净化技术：严重有机磷中毒，特别是就诊

笔记：

较晚的病例，可借助透析、血液灌流、血液或血浆置换等血液净化技术，从血液中直接迅速取出毒物，可减少毒物对组织器官的损害，降低病死率。

4. 特异解毒剂的应用

原则是早期、足量、联合、重复用药。

（1）抗胆碱药：代表药物为阿托品，能与乙酰胆碱争夺胆碱受体，缓解毒蕈碱样症状和对抗呼吸中枢抑制。阿托品应早期、足量、反复给药，直到毒蕈碱样症状明显好转或出现"阿托品化"表现为止。一般阿托品用法为轻度中毒首剂 1~3mg 静脉注射，15~30 分钟重复一次，至阿托品化并小剂量维持 24 小时；中度和重度，3~10mg 静脉注射，15~30 分钟重复 1 次，至阿托品化，并小剂量维持 1~2 天；重度中毒，10~20mg 静脉注射，15~30 分钟重复 1 次，至阿托品化，并维持 2~3 天。

（2）肟类药物：又称胆碱酯酶复能剂或重活化剂，能使被抑制的胆碱酯酶恢复活性，改善烟碱样症状。常用有碘解磷定、氯解磷定、解磷定、双复磷、双解磷等。早期、足量应用，持续时间不超过 72 小时。如氯解磷定，轻度中毒首剂 0.5~1mg，重复量每 6 小时 1g，用 2 天；中度中毒首剂 1~2g，1 小时 1 次，重复 2 次，以后每 4 小时 1 次，用 2 天；重度中毒首剂 2~3g，1 小时 1 次，重复 2 次，以后每 4 小时 1 次，用 3 天。

（3）复方制剂：解磷注射液是含有抗胆碱药和复能

药的复方制剂。起效快，作用时间长，多采用静脉注射或肌内注射。根据症状的轻重调节用药剂量。轻度中毒首剂 1～2ml；中度中毒首剂 2～4ml；重度中毒首剂 4～6ml，必要时可重复给药 2～4ml。

5. 对症支持

（1）在尿量正常的情况下，可酌情补给氯化钾。维持水、电解质、酸碱平衡。

（2）应注意输液的量、成分和速度。成年人一般每日以 2000～3000ml 为宜，儿童在 100ml/kg 左右。输液速度不宜过快，如有肺水肿或脑水肿征兆时，应控制液量，并及时行脱水治疗。

（3）在治疗过程中，症状改善不大，特别是胆碱酯酶活力恢复较慢者，可输入新鲜血液 300～600ml（如无休克时，可先放血 300～600ml，再输入），以补充活力良好的胆碱酯酶。

（4）对严重中毒的患者，可用肾上腺皮质激素，以抑制机体的应激反应，保护组织细胞，防治肺水肿、脑水肿，解除支气管痉挛及喉水肿。

（5）及时纠正心律失常、心力衰竭及休克。

（6）可注射青霉素等抗生素以预防合并感染。

（7）躁动时应注意区别是否因阿托品过量所致，必要时给予水合氯醛、地西泮等镇静药，但禁用吗啡，以免加重呼吸抑制。

（8）恢复期处理：急性期经抢救好转后，各脏器受

笔记：

到高度损害，应休息 1~3 周，补充营养，应用维生素等；有肝损害者，给予保肝药物。

## 六、护理评估

1. 病因

有机磷农药主要通过呼吸道、消化道、皮肤黏膜等途径进入人体，一般认为肺吸收的速度是胃吸收速度的 20 倍，仅次于静脉注射的吸收速度。通过了解患者中毒原因制订治疗计划。

2. 身心状况

（1）症状与体征：

1）胆碱能危象：毒蕈碱样症状（恶心、腹泻、多汗、瞳孔缩小、呼吸困难、尿失禁等）；烟碱样症状（胸部压迫感、肌麻痹、全身抽搐等）；中枢神经系统症状（头晕、乏力、言语不清、意识障碍等）。

2）中间综合征：肌无力（四肢乏力、抬头困难、呼吸肌麻痹等）。

（2）心理状况：评估患者此次中毒是否为自杀，了解自杀患者的内心想法及自杀原因；评估非自杀患者的心理变化，往往出现焦虑、恐惧，影响日常生活，增加家庭和社会的负担。

## 七、护理措施

1. 病情观察

笔记：_____

_____

_____

（1）生命体征观察：T、P、R、BP。

（2）神志、瞳孔的观察：瞳孔缩小是有机磷农药中毒的体征之一。

（3）阿托品使用的注意事项：

1）阿托品不能作为预防用药。

2）阿托品心脏兴奋作用强，应充分吸氧。

3）及时纠正酸中毒，因为胆碱酯酶在酸性环境下作用减弱。

4）大量使用低浓度阿托品输液时，可发生低渗，导致红细胞被破坏而溶血。阿托品化和阿托品中毒的区别见表3-1。

表3-1　阿托品化和阿托品中毒的区别

| 症状表现 | 阿托品化 | 阿托品中毒 |
|---|---|---|
| 神经系统 | 意识清楚或模糊 | 谵妄、幻觉、双手抓空、昏迷 |
| 皮肤 | 干燥、颜面潮红 | 干燥、紫红 |
| 瞳孔 | 明显扩大且不再缩小 | 瞳孔明显散大（常超过5mm） |
| 体温 | 正常或轻度升高 | 明显升高（>39℃） |
| 心率 | 心率增快≤120次/分钟 | 心动过速，甚至有室颤发生 |

（4）使用胆碱酯酶复能剂的观察：注意观察药物的毒副作用，如短暂的眩晕、视物模糊、复视或血压升高等。禁与碱性药物（氨茶碱、吗啡等）配伍使

笔记：

用，碘解磷定不宜用于肌注，碘解磷定剂量过大可出现口苦、咽痛和恶心，注射速度过快可出现暂时性呼吸抑制；双复磷用量过大可引起室性期前收缩、室颤或传导阻滞。

（5）密切观察预防反跳及猝死的发生：多发生在中毒2~7天，反跳的先兆症状有胸闷、流涎、出汗、言语不清。

2. 维持有效的通气功能

（1）保持呼吸道通畅：及时快速清除口腔内分泌物，预防误吸和窒息。

（2）使用阿托品，减少腺体分泌。

（3）维持有效通气：鼻导管吸氧、面罩吸氧、机械通气。

（4）备好气管插管及气管切开用物等。

3. 洗胃的护理

洗胃要尽早、彻底、反复。因经胃黏膜吸收的农药可重新随胃液分泌至胃内，应留置胃管定期冲洗。洗胃时观察洗胃液以及患者情况，有无出血、穿孔症状。

4. 一般护理

（1）卧床休息，保暖。清醒者取半卧位，昏迷者取平卧位、头偏向一侧，预防误吸。

（2）迅速建立外周静脉通路：记录出入量，频繁呕吐及腹泻可引起脱水、水电解质紊乱应按医嘱及时补液；行心肺复苏时，必须快速建立两条静脉通路，一条

笔记：

供静脉注射阿托品使用；另一条供滴注胆碱酯酶活性剂及纳洛酮使用。

（3）加强基础护理工作，如加强口腔护理、留置导尿，防止尿潴留等。

（4）根据患者精神状态改变过程及年龄因素决定患者的安全需要，如使用保护性约束、加床档以防患者受伤，并向家属解释约束的必要性。

（5）高热时应立即行物理降温并注意阿托品用量，必要时可慎用氯丙嗪降温。

5. 饮食护理

洗胃后一般先禁食，以便再次洗胃，彻底清除毒物。根据病情 1~3 天后可进流质饮食，之后逐渐改为普食。注意胃黏膜的保护。

6. 心理护理

加强护患沟通。了解患者的中毒原因，根据不同的原因采取不同的沟通方式。服毒自杀者，应采取疏导、解释、支持、鼓励的手段，使患者树立正确的人生观，并加强安全保护措施，预防再次自杀。

## 八、健康教育

指导患者接触有机磷农药的注意事项及有机磷农药中毒后的急救措施。

（郭雅妮）

笔记：

# 第五节 一氧化碳中毒的急救护理

## 一、定义

一氧化碳（CO）俗称煤气，为无色、无臭、无味、无刺激性的气体。人体经呼吸道吸入空气中的 CO 含量超过 0.01% 时，即可发生急性缺氧。严重者发生脑水肿和中毒性脑病，可因心、肺、脑缺氧衰竭而死亡。临床上称为急性一氧化碳中毒（carbon monoxide poisoning），俗称煤气中毒。

## 二、发病机制

1. 与血红蛋白（Hb）结合

CO 吸入人体后，立即与血液中 Hb 结合形成碳氧血红蛋白（COHb），由于 CO 与血红蛋白亲和力比氧与 Hb 的亲和力大 240~300 倍。同时，COHb 一旦形成其解离的速度又比氧合血红蛋白（$HbO_2$）慢 3600 倍，且 COHb 的存在还抑制 $HbO_2$ 的解离，阻碍氧的释放和传递，从而导致低氧血症，引起组织缺氧。

2. 与肌球蛋白结合

影响细胞内氧弥散，使线粒体因缺乏氧，能量代谢受阻，能量产生减少。

3. 与细胞内细胞色素氧化酶结合

笔记：

破坏了细胞色素氧化酶传递电子给氧分子的功能，阻碍生物氧化过程，阻碍能量代谢，从而使细胞能量（ATP）产生减少或停顿，以致细胞不能利用氧。

4. 引起一氧化氮减少与内皮素增多

从而导致血管平滑肌收缩，动脉、静脉、毛细血管特别是微小动脉和毛细血管痉挛，血小板聚集和黏附性增强，中性粒细胞的黏附和浸润加强，最终引起组织缺氧和损伤。

5. 细胞内 $Ca^{2+}$ 超载

（1）细胞生物膜通透性加强，$Ca^{2+}$ 通道开放，细胞外和肌质网、内质网的 $Ca^{2+}$ 进入胞质内。

（2）细胞内的 $Na^+$ 与细胞内的 $Ca^{2+}$ 交换，$Ca^{2+}$ 进入细胞内。

（3）细胞生物膜上的 $Ca^{2+}$ 泵因能量匮乏而失活，不能将 $Ca^{2+}$ 转移到细胞外和细胞内。

6. 直接毒性作用

CO 系细胞原浆性毒物，可对全身细胞有直接毒性作用。

### 三、临床表现

1. 接触反应

吸入 CO 后，有头痛、头晕、心悸、恶心等不适，经离开现场吸入新鲜空气后，症状很快消失。

2. 轻度中毒

笔记：

表现为剧烈头痛、头晕、四肢无力、恶心、呕吐、淡漠、嗜睡、甚至短暂晕厥等症状,原有急性冠脉综合征患者可出现心绞痛。血液中的 COHb 浓度达 10% ~ 30%。若能迅速脱离现场,吸入新鲜空气,在短期内可完全恢复。

### 3. 中度中毒

患者处于浅昏迷或中毒昏迷状态,对疼痛刺激有反应,瞳孔对光反应、角膜反射迟钝,腱反射弱,呼吸、血压、脉搏可有变化。口唇、皮肤黏膜及甲床呈樱桃红色。血液中 COHb 浓度达到 30% ~ 40%。经积极治疗可恢复正常且无明显并发症。

### 4. 重度中毒

患者处于深昏迷状态,各种反射消失。患者可呈去大脑皮质状态;患者可以睁眼,但无意识、不语、不主动进食、不主动大小便、呼之不应、推之不动、肌张力增强。常有脑水肿、惊厥、呼吸衰竭、肺水肿、上消化道出血、严重的心肌损害、心肌梗死、心律失常、休克、大脑局灶性损害及椎体外系统损害体征。皮肤可出现红肿和水泡,多见于昏迷时肢体受压部位。受压部位肌肉可发生压迫性肌肉坏死,坏死肌肉释放的肌球蛋白可引起急性肾衰竭。血液中 COHb 浓度达到 50% 以上。此类患者病死率高,经抢救存活者多有不同程度的后遗症。

### 5. 迟发脑病（神经精神后遗症）

笔记:

_____

_____

少数中、重度中毒（老年者居多）患者意识障碍回复后，经过 2~60 天的"假愈期"，可出现下列临床表现。

（1）精神意识障碍：呈痴呆、谵妄、去大脑皮质状态。

（2）锥体外系神经障碍：出现震颤麻痹综合征，以帕金森综合征为多，少数出现舞蹈症。

（3）锥体外系神经损害：如偏瘫、病理反射、大小便失禁等。

（4）大脑皮质局灶性功能障碍：如失语、失明、继发性癫痫等。

（5）脑神经、脊神经损害：如视神经萎缩、前庭蜗神经损害及周围神经病等。

### 四、急救原则

**1. 终止 CO 吸入**

发现中毒患者立即撤离现场，停止继续吸入 CO。重症患者采取平卧位，解开衣口，松开腰带，保持呼吸道通畅。注意保暖。如患者发生呼吸心跳停搏，应立即进行心肺复苏。

**2. 迅速纠正缺氧**

氧疗是一氧化碳中毒最有效的治疗方法，能加速 COHb 解离和 CO 排出。

（1）面罩吸氧：意识清醒的患者应用密闭重复呼吸

笔记：

面罩吸入纯氧，氧流量 10L/min，治疗至症状缓解和 COHb 水平低于 0.05 可停止吸氧。

（2）高压氧治疗：高压氧治疗增加血液中物理溶解氧，提高总体氧含量，促进氧释放和 CO 排出，缩短昏迷时间和病程，预防 CO 中毒引起的迟发性脑病。高压氧治疗适用于中重度 CO 中毒或出现神经症状、心血管症状、血 COHb 浓度 ≥0.25 者。

3. 防治脑水肿，促进脑细胞代谢

严重中毒后 2~4 小时，即可出现脑水肿，24~48 小时达高峰，并可持续多天。可快速静脉滴注 20% 甘露醇 250ml，6~8 小时 1 次。待 2~3 天后颅内压增高现象好转可减量、停用。亦可用呋塞米、依他尼酸钠快速利尿。可适量补充能量合剂、细胞色素 C 及胞磷胆碱、脑活素等药物，以促进脑细胞代谢。

4. 对症治疗

昏迷、窒息者应保持呼吸道通畅，必要时行气管插管或切开防止继发感染。高热抽搐者，应做咽拭子，血、尿培养，选用广谱抗生素。采用头部降温、亚低温疗法和解痉药物，必要时使用人工冬眠。呼吸障碍者应用呼吸兴奋药。昏迷患者应每 2 小时翻身一次，配合按摩，保持皮肤清洁，预防压疮。急性中毒患者从昏迷中苏醒后，两周内应卧床休息，避免精神刺激，不宜过多消耗体力，如有并发症，给予相应的治疗，严防神经系统和心脏并发症的发生。纠正休克、代谢性酸中毒、水

笔记：

和电解质代谢失衡。防治迟发性脑病。

5. 密切观察病情

（1）生命体征的观察，重点是呼吸和提问。高热和抽搐者防止坠床和自伤。

（2）准确记录出入量，注意液体的选择和低速。防治脑水肿、肺水肿及水、电解质代谢紊乱等并发症。

（3）注意观察患者神经系统的表现及皮肤、肢体、受压部位损害情况，如有无急性痴呆性木僵、癫痫、失语、抽搐、肢体瘫痪等。

### 五、辅助检查

1. 血液 COHb 测定

诊断 CO 中毒的特异性指标，离开中毒现场 8 小时内取血检测，具有检测意义。

2. 脑电图检查

可见弥漫性不规则性慢波、双额低幅慢波及平坦波。

3. 头部 CT 检查

可发现大脑皮质下白质，包括半卵圆形中心与脑室周围白质密度减低或苍白球对称型密度减低。

4. 血气分析

急性一氧化碳中毒患者的动脉血中 $PaO_2$ 和 $SaO_2$ 降低。

笔记：

### 六、护理评估

1. 身心状况

（1）症状与体征：一氧化碳中毒的症状与接触时间的长短有着密切的关系，时间越久症状越重。

1）急性期症状：头晕、四肢无力、恶心、呕吐、昏迷等，严重者出现呼吸衰竭、心肌梗死、急性肾衰竭等。

2）迟发性症状：重度中毒患者意识障碍恢复后，经过2~60天的"假愈期"后，出现痴呆、瞻望、帕金森综合征、大小便失禁、失语、失明、神经损伤等。

（2）心理状况：评估患者的心理变化，一氧化碳中毒患者常常会焦虑、恐惧等，进而影响生活质量。

2. 认知

患者对一氧化碳中毒相关知识的了解与患者以后的生活安全性有着密切的关系。

### 七、护理措施

1. 严密监测生命体征

一氧化碳中毒时引起肺超微结构缺氧、水肿引起气血交换障碍，可致呼吸衰竭，有明显的缺氧、二氧化碳潴留和呼吸性酸中毒等危及生命。一氧化碳中毒可引起中枢性呼吸衰竭，应注意患者呼吸频率、节律的改变，

笔记：

较早期可表现为潮式呼吸，中期表现为呼吸深快而均匀，常伴有鼾音及吸气凹陷，以后频率减慢，类似正常呼吸型态；晚期则表现为呼吸幅度及间隔均不规则，呼吸频率常每分钟少于 12 次，并可有间歇呼吸，叹气样、抽泣样呼吸及下颌运动；严重时，呼吸可突然停止。注意瞳孔的变化，警惕脑水肿及脑疝的发生。

2. 保持呼吸道通畅

一氧化碳中毒中度以上的患者会出现剧烈头痛、头晕及频繁呕吐等，在护理重度中毒昏迷的患者时，要注意保持其呼吸道畅通，解开衣领，颈部放置枕头，使头尽量后仰；如频繁呕吐及呼吸道分泌物甚多时，应及时吸去分泌物，使患者头部侧卧，以免发生窒息。若因舌根后坠而使呼吸道梗阻，速将舌头拉出，使呼吸通畅。

3. 快速建立静脉通道

控制输液速度，防止心衰、肺水肿的发生有效快速建立通畅的静脉通道是抢救成功的关键。在输注利尿脱水剂时，应在治疗范围内适当调节滴速，因为一氧化碳中毒后，心肌受到损害，处于缺血状态，如果此时滴速过快，短时内输入大量液体，心脏负荷更为加重，易发生心衰。护理中应注意观察患者是否存在夜间阵发性呼吸困难、心率增加、尿量减少等症状，这些都是早期心衰的表现。同时注意患者有无咳嗽、发绀、呼吸困难、咳大量白色或粉红色泡沫痰等肺水肿表现。

笔记：

4. 急性尿潴留的护理

一氧化碳中毒后导致中枢神经系统和泌尿系统正常生理功能障碍，可能发生尿潴留。发生尿潴留时，患者常伴有躁动，叩诊膀胱呈浊音，此时需行导尿术，尽快缓解尿潴留。导尿时应严格无菌操作，插管动作应轻缓，防止损伤尿道黏膜。因为一氧化碳中毒后尿道黏膜处于缺血状态，摩擦后易发生出血。若膀胱高度膨胀，病情较重等一次放尿不应超过 1000ml，避免膀胱突然减压，而引起膀胱黏膜急剧充血，发生血尿。进高压氧舱治疗时，一定要开放导尿管。

5. 观察有无颅内压增高，预防脑水肿

护理中应定时测量并记录体温、脉搏、呼吸、血压，如血压进行性升高，呼吸先快后慢而深，脉搏先快后慢则提示颅内压升高。患者头部抬高 15~30cm，以减轻颅内压。头部用冰袋进行冷疗，预防脑水肿，同时也降低脑组织的代谢，减少其耗氧量，提高脑细胞对缺氧的耐受性，减慢或控制脑损伤的发展。

6. 密切做好病情观察，及早发现其他并发症

早期发现并发症，使患者得到早期救治，提高治疗效果。如糖尿病患者监测血糖，防止酮症酸中毒的发生；重度中毒患者观察出凝血时间，警惕 DIC 的发生，并且注意尿量变化，警惕急性肾衰竭的发生。

7. 心理护理

由于一氧化碳发病突然，患者及家属往往难以接

笔记：

受，表现为焦虑抑郁，应耐心倾听患者病情，引导患者正确认识病情，鼓励患者战胜疾病的信心。

## 八、健康教育

日常使用煤火的注意事项、一氧化碳中毒后的急救措施及中毒急性期后的治疗。

（郭雅妮）

# 第六节　乙醇中毒的急救护理

## 一、定义

乙醇别名酒精，是无色、易燃、易挥发的液体，具有醇香气味，能与水和大多数有机溶剂混溶。一次饮入过量酒精或酒类饮料引起中枢神经系统由兴奋转入抑制的状态称为急性乙醇中毒或称急性酒精中毒。主要与饮酒过量有关，可以损伤机体的多种脏器，在神经系统中可出现神经、精神症状和神经系统的损害，严重的中毒可引起死亡。

## 二、发病机制

1. 抑制中枢神经系统

乙醇具有脂溶性，可迅速透过大脑神经细胞膜，作用于膜上某些酶而影响脑细胞功能。乙醇对中枢神经系

笔记：

统的抑制作用，随剂量的增加，由大脑皮质向下，通过边缘系统、小脑、网状结构到延髓，小剂量出现兴奋作用。血中乙醇浓度增高，作用于小脑，引起共济失调，作用于网状结构，引起昏睡和昏迷，极高浓度乙醇抑制延髓中枢引起呼吸衰竭或循环衰竭。

2. 代谢异常

乙醇在肝细胞内代谢生成大量还原型烟酰胺腺嘌呤二核苷酸（NADH），使之与氧化型的比值（NADH/NAD）增高，甚至可高达正常的 2~3 倍。相继发生乳酸增高，酮体蓄积导致的代谢性酸中毒以及糖异生受阻所致低血糖。

### 三、临床表现

急性酒精中毒的临床表现因人而异，中毒症状出现的迟早也各不相同。可大致分为三期，但各期之间界限不明显。

1. 兴奋期

血液乙醇浓度达到 11mmol/L（500mg/L）时，大脑皮质处于兴奋状态，出现欣快、兴奋、头痛、头晕；颜面潮红或苍白，眼结膜充血；呼气带酒精味；言语增多，情绪不稳定，有时粗鲁无礼，易激怒；也可表现为沉默、孤僻和安静入睡。

2. 共济失调期

血液乙醇浓度达到 11~33mmol/L（500~1500mg/L）

笔记：

时，患者出现动作不协调、步态蹒跚、行动笨拙、出现明显共济失调；发音含糊，语无伦次；眼球震颤、视物模糊，可有复视伴恶心、呕吐。

3. 昏睡、昏迷期

血液乙醇浓度达到54mmol/L（2500mg/L）以上时，患者出现昏睡、面色苍白、口唇发绀、呕吐、瞳孔散大，体温降低，乙醇浓度达到 87mmol/L（4000mg/L）时，缓和后出现深昏迷，心率加快、血压下降，呼吸缓慢伴有鼾声，严重者出现呼吸循环衰竭而危及生命。

### 四、急救原则

1. 现场急救

（1）因酒精中毒患者咽喉反射减弱及频繁呕吐，可能导致吸入性肺炎，甚至窒息死亡，故保持呼吸道通畅极为重要，应给患者采取稳定性侧卧位并保持头偏向一侧。

（2）躁动者加以约束，共济失调或过度兴奋者应适当限制活动，以免发生外伤。

（3）轻者无需院内处理，卧床休息、保暖，给予适量果汁饮用，可自行康复。重度醉酒者如神志清醒，可用筷子或手指刺激舌根部，迅速催吐、若中毒者昏迷不醒应及时送往医院治疗。

2. 院内急救

（1）迅速排出毒物：大多数患者由于频繁呕吐，一

笔记：

_____

_____

般不需要洗胃。但对于饮酒量大而不能自行呕吐的患者，可催吐或洗胃（洗胃液为温水或1%的碳酸氢钠溶液），以防乙醇过度吸收。洗胃应在摄入乙醇1小时内进行，因乙醇吸收快，1小时后洗胃已无必要。洗胃后灌入牛奶、蛋清等保护胃黏膜。

（2）保持呼吸道通畅、吸氧：酒精中毒常伴意识障碍，催吐或洗胃时应防止吸入性肺炎或窒息的发生。持续鼻导管或面罩吸氧，若出现持续低氧血症状态，必要时气管内插管机械通气。

（3）药物催醒：纳洛酮是阿片受体拮抗药，是治疗酒精中毒公认有效的首选药物。轻者给予纳洛酮0.4~0.8mg静脉注射1次，重者可15~30分钟重复给药，总剂量可达3~5mg。

（4）促进酒精代谢：静脉输入5%葡萄糖盐水等，通过补液、利尿来降低机体内酒精的浓度；静脉注射50%葡萄糖100ml、胰岛素10~20U，纠正低血糖；肌内注射维生素 $B_1$、维生素 $B_6$ 和烟酸各100mg，加速乙醇在体内的氧化代谢。如病情为重，出现休克，呼吸抑制、昏迷者，应尽早行血液透析疗法。血液灌流能有效清除乙醇。

（5）对症治疗及防治并发：呼吸衰竭者给予适量呼吸兴奋剂，如尼可刹米等；休克患者补充血容量，早期纠正乳酸酸中毒，必要时给予血管活性药物如多巴胺；应用甘露醇防治脑水肿，降低颅内压；躁动不安、过度兴奋的患者可给予小剂量地西泮（避免使用吗啡、氯丙嗪、苯巴比妥类镇静药）10~20mg 肌内注射，以免发生外伤。合理使用抗生素预防呼吸道感染；给予抑制剂预防上消化道出血，如西咪替丁 0.4g 静脉滴注；已并发上消化道出血者，表现为呕吐少量至中量咖啡样或暗红色物，可使用质子泵抑制剂。

## 五、辅助检查

1. 呼气和血清乙醇浓度

急性酒精中毒时血清与呼气中的乙醇浓度相当，可测定呼出的气体、呕吐物、血、尿中乙醇的浓度来估计血清乙醇含量。

2. 动脉血气分析

可出现轻度代谢性酸中毒表现。

3. 血清生化学检查

可见低血钾、低血镁、低血钙、低血糖等。

4. 其他检查

心电图检查可见心律失常、心肌损害等表现。

## 六、护理评估

1. 病史

乙醇中毒的患者一定有饮酒史，需了解患者饮食酒精的量，以及时间，中毒后的神志、精神状况、诊疗过程等。还要了解患者的既往病史，特别是肝病史。

笔记：

2. 身心状况

评估有无因乙醇中毒后共济失调而发生外伤。检查皮肤，一些患者对酒精过敏，从而会出现黏膜充血、皮肤红疹、潮热等过敏性症状。乙醇中毒会出现躁动症状，评估患者神志情况，如有躁动，给予适当约束。

## 七、护理措施

1. 一般护理

（1）体位：一般取平卧位，头偏向一侧，保持呼吸道畅通。如发生呕吐，及时清理口鼻腔分泌物，防止误吸。

（2）迅速建立静脉通道，立即补液，保持电解质平衡，遵医嘱用药。

（3）饮食：暂时禁食水。

（4）吸氧：常规输氧，促进乙醇代谢。

2. 急救护理

（1）病情观察：

1）密切观察患者生命体征及神志变化，出现躁动，适当约束。

2）观察并记录 24 小时出入量。

（2）催吐：直接刺激患者咽部进行催吐，使胃内容物呕出，减少乙醇的吸收。已有呕吐者可不用。

（3）保持呼吸道通畅：患者饮酒后有不同程度的恶心、呕吐、意识障碍。应取平卧位头偏向一侧，及时清

笔记：

除呕吐物及呼吸道分泌物，防止窒息。要观察呕吐物的量和性状，分辨有无胃黏膜损伤情况。特别是饮红酒的要注意鉴别，必要时留呕吐物标本送检。

（4）严密观察病情：对神志不清者要细心观察意识状态、瞳孔及生命体征的变化，并做好记录。特别是有外伤史的患者，要加强意识，瞳孔的观察，必要时行颅脑 CT 检查。

（5）按医嘱尽快使用纳洛酮：纳洛酮为纯阿片受体拮抗剂，是一种安全性高，不良反应小的药物，可使血中酒精含量明显下降，使患者快速清醒。应注意患者应用纳洛酮后清醒的时间，若超过平均清醒时间或用后昏迷程度加深，要追问病史，是否存在其他情况（如颅内血肿等）及时对症处理。

（6）抽搐者应注意是否合并脑水肿，除补液外，可酌情应用甘露醇降低颅内压和镇静剂，并注意保护患者，防止外伤。

### 八、健康指导

在患者清醒及情绪稳定后向其及家属宣传酒精及代谢产物乙醛可直接损伤肝细胞。一次过量饮酒其危害不亚于一次轻型急性肝炎，经常过量则会导致酒精性肝硬化。而且一般酗酒常在晚餐发生，导致的严重后果是—酒后驾车和晚上光线的影响易造成交通事故，身心受伤甚至危及他人的生命。

笔记：

> ***tips***
>
> **注意事项：**
>
> 1. 注意患者的心理健康，安抚患者，防止激动而发生误伤。
>
> 2. 一些患者容易出现酒精过敏反应，在治疗乙醇中毒的过程中，还需关注有无过敏反应。

（张　雪）

# 第七节　百草枯中毒的急救护理

## 一、定义

百草枯又称克芜踪，为白色晶体，易溶于水，无挥发性，在碱性介质中不稳定。商品为 20% 的水剂。是一种速效触杀型除草剂，接触土壤后迅速失活。急性中毒主要由于口服或吸入高浓度百草枯而引起的以肺水肿、肺出血、肺纤维化及肝、肾损害为主要表现的全身中毒疾病，严重者可死于呼吸窘迫综合征及肝、肾衰竭。百草枯毒性较强，又无特效解毒药，死亡率高，国外为64%，国内有报道高达 95%。

## 二、发病机制

1. 病理生理

笔记：

百草枯可经皮肤、呼吸道、肠道吸收，以肺和骨骼中浓度最高，大部分 5 天内经肾由尿排出。吸收后主要蓄积于肺组织，被肺泡Ⅰ、Ⅱ型细胞主动摄取和转运，经线粒体还原辅酶Ⅱ、细胞色素 C 后还原酶的催化，产生超氧化物阴离子自由基、羟自由基、过氧化氢等，引起细胞膜脂质过氧化，造成细胞破坏，导致多系统损害，所以治疗中禁止高浓度给氧以免加剧百草枯毒性。

2. 中毒程度分级

（1）轻度中毒：百草枯摄入量<20mg/kg，除肠道刺激症状外，无其他明显器官损害，肺功能可有暂时性减退。

（2）中重度中毒：百草枯摄入量在 20～40mg/kg，除胃肠道症状外，伴有多系统损害的表现，数天至数周后出现肺纤维化，多数于 2～3 周内死亡。

（3）暴发中毒：百草枯摄入量>40mg/kg，有严重的消化道症状，口咽部腐蚀溃烂，伴多脏器功能衰竭，数小时至数日内死亡。

### 三、临床表现

1. 局部表现

（1）皮肤污染：可致接触性皮炎，甚至发生灼伤性损害，表现为红斑、水泡、溃疡和坏死等。

（2）眼部污染：2～3 天后出现刺激症状，羞明、流泪、眼痛、结膜充血和角膜灼伤等。1 周后炎症加重，

笔记：

可见睑结膜脱落、角膜水肿。

（3）指甲污染：指甲可出现褪色、断裂甚至脱落。

（4）呼吸道吸入者：出现鼻出血和鼻咽刺激症状（喷嚏、咽痛、充血等）及刺激性咳嗽、胸痛。

（5）口服中毒者：口、咽、食管及胃黏膜溃烂、穿孔、溃疡。

2. 全身症状

（1）早期：头痛、呕吐、腹痛、腹泻及便血。口误服者24小时内迅速出现肺水肿和肺出血。

（2）中期：肝、肺、心脏及肾功能受损，会发生坏死伴发热。

1）消化道系统：出现呕血、黄疸、肝功能异常等肝损害表现，甚至出现肝坏死。

2）泌尿系统：可见尿频、尿急、尿痛等膀胱刺激症状、少尿甚至发生急性肾衰竭。

3）循环系统：重症可有中毒性心肌损害、血压下降、心电图 S-T 段和 T 波改变，或伴有心律失常，甚至心包出血等。

4）血液系统：有发生贫血和血小板减少的报道，个别有高铁血红蛋白血症，甚至有发生急性血管内溶血者。

5）呼吸系统：1～2 天内未致死者可出现急性呼吸窘迫综合征（ARDS）。

（3）晚期：出现间质性肺水肿、呼吸衰竭甚至死亡。非大量吸收者通常于1~2周内出现肺部症状，肺损害而导致肺不张、肺浸润、胸膜渗出和肺功能明显受损。肺纤维化开始于中毒后的第5~9天，2~3周达高峰，造成早期顽固的低氧血症及晚期合并高碳酸血症。

### 四、急救原则

**1. 现场急救**

一经发现，即给予催吐并口服白陶土悬液，或就地取材用泥浆水100~200ml口服。

**2. 减少毒物吸收**

（1）可用朵贝尔液或氯已定（洗必泰）漱口液洗净口腔溃疡膜。

（2）皮肤接触者，尽快脱去污染的衣服，用肥皂水彻底清洗被污染的皮肤、毛发。

（3）眼部受污染时，立即用流动清水持续冲洗15分钟以上。

（4）早期用2%碳酸氢钠溶液等碱性液体洗胃。由于百草枯有腐蚀性，洗胃时应避免动作过大导致食管或胃穿孔。

（5）洗胃后可用活性炭30~50g或30%的漂白土（主要含硅酸铝）200ml从胃管注入，以减少毒物的吸收。必要时，应用胃动力药。

（6）用20%甘露醇250ml加等量水稀释或33%硫酸镁溶液100ml口服导泻。严密观察导泻效果，大便排出漂白土为导泻成功。

（7）必要时用 NaCl 6.14g + KCl 0.75g + NaHCO₃ 2.94g+水 1000ml，加热至 36~37℃行全胃肠道灌洗，以 75ml/min 速度灌洗 2~4 小时。

3. 促进毒物排泄

（1）大量补液和利尿：加强利尿对排出血液中的毒物无意义，但可减少其在肾小管中的浓度，有助于防治肾衰竭。尽早应用激素及抗氧自由基药物，激素应用注意早期、足量、全程应用，同时注意观察药物的不良反应。

（2）血液灌流、血液透析：最好在患者服毒后 6~12 小时内进行血液灌流或血液透析。血液灌流对毒物的清除率是血液透析的 5~7 倍。腹膜透析、换血无效。如果患者血中百草枯浓度超过 30mg/L，则预后极差。

4. 防止肺损伤和肺纤维化

及早按医嘱给予自由基清除剂，如维生素、维生素 E、还原谷胱甘肽、茶多酚等。早期应用大剂量肾上腺糖皮质激素，可延缓肺间质纤维化的发生，降低百草枯和中毒的死亡率。中、重度中毒患者可使用环磷酰胺。高浓度氧气吸入，会加重肺损伤，故仅在氧分压<40 mmHg 或出现 ARDS 时才使用浓度大于 21%的氧气吸入，或使用呼气末正压通气给氧。肺损伤早期给予正压机械通气联合使用激素对百草枯中毒引起的难治性低氧血症

笔记：

患者具有重要意义。

### 5. 对症与支持疗法

加强对口腔溃疡、炎症的护理，可应用冰硼散，珍珠粉等喷洒于口腔创面，促进愈合，减少感染机会。除早期有消化道穿孔的患者外，均应给予流质饮食，并给予质子泵抑制剂等以保护消化道黏膜，防止食管粘连、缩窄。应用质子泵抑制剂保护消化道黏膜。保护肝、肾、心脏功能，防止肺水肿，积极控制感染。出现在中毒性肝病、肾衰竭时提示预后差，应积极给予相应的治疗措施。

## 五、辅助检查

### 1. 实验室检查

外周血白细胞计数明显升高；血尿中可检出百草枯；肺泡/肺动脉 $PaO_2$ 差增大，重度低氧血症。

### 2. 肺部 X 线检查

中毒早期（3 天~1 周），主要为肺纹理增多，肺间质炎性变，可见点、片状阴影，肺部透亮度减低或呈毛玻璃状，中期（1~2 周），出现肺实变或大片实变，同时出现部分肺纤维化，后期（2 周后），出现肺纤维化及肺不张。

### 3. 胸部 CT

视中毒程度不同而表现各异，极重度中毒以渗出为主，数天内即可侵犯全肺野；轻度中毒者仅表现为肺纹

笔记：

理增多、散发局灶性肺纤维化、少量胸腔积液等。

## 六、护理评估

1. 病史

询问患者百草枯接触史，服用剂量，时间等。询问患者基础病史以辅助治疗。

2. 身心状况

（1）查看患者接触毒剂范围：

1）皮肤污染，接触性皮炎，出现皮肤红斑，水泡、溃疡和坏死等。

2）眼部感染，接触后 2~3 天后出现刺激症状，羞明、流泪、眼痛、结膜充血和角膜灼伤。

3）指甲污染：指甲可出现褪色、断裂甚至脱落。

（2）查看心理状况：树立患者求生欲望，树立信心。

## 七、护理措施

1. 一般护理

（1）体位：取头低左侧卧位，保持呼吸道畅通。

（2）迅速建立静脉通道，大量补液。

（3）吸氧：氧浓度过高可引起百草枯中毒加重，一般不给予吸氧，氧分压在 ≤40mmHg 时考虑低流量吸氧。

（4）记录患者生命体征，预防并发症的发生。

2. 急救护理

笔记：

（1）迅速催吐、洗胃：采用插管洗胃的方法，插管前给予患者服用15%无菌漂白土溶液，使口腔、食管及胃内的百草枯与之结合迅速失效，降低毒性。洗胃过程中，摆放头低左侧卧位，使洗胃液充分接触，每次灌注量不应超过500ml，以300～400ml为宜，压力不宜超过0.03MPa，防止穿孔。

（2）导泻：由于百草枯多以粪便形式排出体外，故洗胃完毕后，给予患者白陶土30～50g与温开水及20%甘露醇口服进行导泻，严格观察患者排便情况，记录粪便颜色性质，直至患者排除白陶土粪便为导泻成功。

（3）利尿：肾脏为百草枯毒剂最主要的代谢器官，应立即建立静脉通路大量补液加大肾脏灌流，加快百草枯毒剂排出是解毒的有效方法。同时检测血中电解质、离子的浓度，维持电解质平衡。尽早进行血液透析灌流，将百草枯毒剂尽快排出体外，一般服毒后6小时内进行血浆置换为宜。

（4）减轻毒物的损伤：尽早使用糖皮质激素及免疫抑制剂防止肺水肿、肺纤维化等症状的发生。

（5）病情观察：

1）密切观察患者生命体征及神志变化。

2）观察尿量，并记录24小时出入量。

（6）如患者发生意识丧失昏迷，除按昏迷常规护理外，必要时进行心肺复苏。待患者意识恢复后，还应注意观察是否有出汗、嗜睡、间断意识障碍等休克症状，

笔记：

及时报告医师做出相应处理。

## 八、健康指导

使用百草枯毒剂时注意防护，避免大量接触或误食。如发生服用百草枯毒剂应立即就地催吐，减少毒物的吸收，并立即就医。

**注意事项：**
注意患者的心理护理。

（张　雪）

# 第八节　毒菇中毒的急救护理

## 一、定义

蕈类，又称蘑菇，属于真菌植物。毒蕈指食用后可引起中毒的蕈类。

## 二、发病机制

### 1. 毒蕈碱
类似乙酰胆碱作用，具有兴奋节后胆碱能神经的作用。

**笔记：**

2. 类阿托品样毒素

毒理作用与毒蕈碱相反，临床表现为阿托品过量。

3. 溶血毒素

临床表现为红细胞溶解，导致溶血。

4. 肝毒素

毒性极强，对肝、肾、心、脑等器官都有损害，尤以肝受损最大，可引起急性肝坏死。

5. 神经毒素

主要损伤神经系统，引起头痛、震颤、幻觉、精神异常等精神症状。

## 三、临床表现

表现为共同进食者群体发病，先为胃肠道症状，如恶心、呕吐、腹痛、腹泻等。按毒素作用机制分为6类：

1. 胃肠炎型

潜伏期 0.5～6 小时，主要表现为剧烈腹痛、腹泻等。一般病程短，恢复快，预后较好。全身中毒症状较轻，但应及时对症处理。

2. 神经精神型

潜伏期 0.5～6 小时，除以上胃肠道症状外，主要表现为精神兴奋、精神错乱、精神抑制等症状。可有多汗、流涎、瞳孔缩小等胆碱能神经兴奋的表现；部分患者出现幻觉、昏迷等中枢神经损害；还有部分患者出现

笔记：

嗜睡、妄想等类似精神分裂症表现。

3. 溶血型

潜伏期 6~12 小时。由于红细胞被大量破坏，引起溶血性贫血，因大量溶血可于短时间内出现黄疸、血红蛋白尿、肝脾肿大等症状，严重者可并发急性肾衰竭和休克。

4. 肝损害型

潜伏期可达 15~30 小时，在初期胃肠炎症状后，有一段假愈期，无自觉不适，但已有肝损害，此后出现肝、脑、心、肾等脏器损伤，患者可迅速出现黄疸、全身出血倾向、DIC，可并发不同程度的意识障碍甚至昏迷。严重者可因急性肝坏死、继发肝昏迷而死亡。

5. 呼吸及循环衰竭型

潜伏期 20~60 分钟，最长到 24 小时。以中毒性心肌炎，急性肾衰竭和呼吸肌麻痹为主，瞳孔稍散大，但无昏迷，肝功能正常。

6. 过敏性皮炎型

中毒潜伏期为 1~2 天。食用后，引发光过敏性皮炎。表现为日光照射出现皮炎、红肿、针刺痛感。

**四、急救原则**

1. 迅速排除胃肠尚未吸收的有毒物质：采用催吐、洗胃、导泻、灌肠等措施。

2. 特效解毒药

笔记：

早期使用二巯基丙磺酸钠或二巯基丁二酸钠，使之与毒肽类毒素结合。

3. 对症治疗

应积极纠正脱水、酸中毒及电解质紊乱。对有肝损害者应给予保肝支持治疗。使用阿托品对抗副交感神经兴奋症状，有幻觉症状应用镇静剂等。

## 五、辅助检查

1. 胃肠炎型

应进行粪便及血常规检查。

2. 脏器损害型

因会导致肾、脑、心等实质性脏器损害，需进行肝、肾功能检查。

3. 剩余食物或胃内容物的毒蕈类物质检查。

## 六、护理评估

1. 病史

患者食用毒蕈的种类、食用时间、食用量及当时处理情况。

2. 身心状况

（1）症状和体征：毒蕈中毒的临床表现虽各不相同，但起病时多有吐泻等胃肠道症状，应与一般食物中毒相鉴别。当遇到此类症状之患者时、尤在夏秋季节呈一户或数户同时发病时，应考虑到毒蕈中毒的可能性。

笔记：

（2）心理社会状况：毒蕈中毒主要以家庭为单位群集发病，但因个人身体状况，食用量的不同，从而中毒症状各不相同。所以，心理护理在整个病程中非常重要，除一般患者会有的恐惧、忧虑外，还有悲伤、绝望、愧疚等情绪。应针对不同患者的心理状况，给予不同的解释、安慰、陪护、疏导及鼓励，使他们能够积极配合治疗，早日痊愈。

### 七、护理措施

1. 立即清除毒物，减少毒素吸收。给予清水催吐或洗胃。洗胃时，要注意呕吐的发生，注意防止误吸、窒息。

2. 建立静脉通路，维持有效循环血量，纠正脱水及电解质紊乱情况。

3. 遵医嘱给予保护脏器、解毒等对症支持治疗。

4. 出现精神症状的患者做好安全防护，防止坠床、自伤和他伤。

5. 病情观察

（1）密切观察病情，定时测量生命体征。

（2）注意观察药物疗效及不良反应。

（3）观察患者尿量、血压、进食量、口渴以及皮肤弹性情况。

（4）观察呕吐及腹泻情况。收集残剩食物、呕吐物、排泄物及时送检。

*笔记：*

### 八、健康指导

加强宣传教育，让群众识别毒蕈，不随便采食野蕈。发现毒蕈中毒立即拨打急救电话，并保留毒蕈样品供专业人员救治参考。在等待医院救护时，让中毒者大量饮用温开水或稀盐水，采取催吐措施如用汤匙压舌根，以减少毒素的吸收。为补偿反复呕吐发生的脱水，让患者饮用加入少量食盐和食用糖的糖盐水，补充体液的丢失，防止休克的发生。对已发生昏迷的患者不能强行向其口内灌水，防止窒息。同时加盖毛毯保暖。

（邱秋璇）

## 第九节　蛇咬伤中毒的急救护理

### 一、定义

蛇咬伤指被通过蛇牙或在蛇牙附近分泌毒液的蛇咬后所造成的一个伤口，是热带和亚热带地区较为严重的病害。

### 二、发病机制

蛇毒是含有多种毒性蛋白质、溶组织酶以及多肽的复合物。蛇毒按毒性分为四类：神经毒、血液循环毒、组织破坏毒素及酶活性物质。

*笔记：*

1. 神经毒

主要引起横纹肌麻痹，使呼吸中枢麻痹；兴奋肾上腺髓质中的神经受体，释放肾上腺素；抑制颈动脉窦化学感受器，导致呼吸衰竭；抑制心血管中枢及舌咽神经等脑神经，直接损害中枢神经系统；损伤脑神经。

2. 血循环毒素

（1）凝血、抗凝血毒素：影响凝血因子、凝血酶原的活化及纤维蛋白原的分解。

（2）出血毒素损伤血管内皮，可触发 DIC。

（3）溶血毒素破坏红细胞膜引起溶血。

（4）心脏毒素引起心肌细胞膜发生持久去极化，使心肌变形，坏死。

3. 组织破坏毒素

包括组织蛋白毒素、自溶毒素，溶解任何组织蛋白，同时使肝发生毒理反应，产生毒物质。

4. 酶活性物质

毒性作用很广，包括加速蛇毒在体内的扩散吸收，抑制呼吸酶等。

### 三、临床表现

1. 神经毒素表现

（1）局部表现：局部症状轻，有时仅有麻木感，无渗液。

笔记：

（2）全身表现：伤后 0.5~1 小时后即可出现全身症状，表现为全身不适、四肢无力、头晕目眩、呼吸困难、言语不清、视物模糊、恶心呕吐、吞咽困难、肢体瘫软或麻木。伤者可能在 8~72 小时内死亡。

2. 血循环毒素表现

（1）局部表现：肿胀严重，迅速向肢体近心端扩展，疼痛剧烈，并可出现水疱，组织坏死，伤口有浆液状血性液渗出。伤口愈合差。

（2）全身表现：出现发热、恶心、呕吐、多发性出血、溶血反应、心脏损害及休克。被咬后 6~48 小时内可能导致伤者死亡。

3. 混合毒素表现

（1）局部表现：局部症状明显，红、肿、热、痛、组织坏死、溃烂。

（2）全身表现：发展快，后期表现嗜睡、呼吸改变、昏迷、畏寒、发热、多发性出血、腹痛、失语。

### 四、急救原则

1. 防止毒素吸收扩散

让患者绝对制动，防止加速毒物的吸收扩散；咬伤 1 小时内对伤肢进行早期绑扎；大量清水冲洗伤口，扩创挤压排毒；局部降温以减缓毒素吸收。

2. 应用特效解毒药

如蛇药、抗蛇毒血清等。

笔记：

_____

_____

_____

## 3. 对症支持治疗

吸氧，保持呼吸道通畅，建立静脉通路，维持水电解质平衡等。

### 五、辅助检查

一般患者可做血液常规及尿液常规检查，严重的患者要完善生化及物理辅助检查（如心电图，心功酶，尿素氮，肝功能，肌酐，电解质等），以便了解病情进展，判断预后。

### 六、护理评估

1. 病史

详细询问咬伤患者的毒蛇种类、咬伤时间、咬伤部位的伤口情况及处理情况。

2. 症状体征

（1）局部症状：伤肢疼痛、肢体肿胀，向肢体近端蔓延，伤口周围淤斑、血疱甚至局部组织坏死。

（2）全身症状：烦躁不安、头晕目眩、恶心呕吐、肢体麻木或瘫软等。

4. 心理及社会状况

由于蛇咬伤患者起病突然，发病迅速，对突如其来的受伤，通常患者缺乏足够的心理准备，会出现紧张、焦虑和恐慌情绪。应消除患者顾虑和紧张，从而使其积极配合治疗。

笔记：

### 七、护理措施

1. 现场急救

急救原则是阻止蛇毒吸收，尽快使蛇毒从局部排出

（1）镇静：安抚患者，切勿让患者惊慌奔跑，以免加速蛇毒的吸收和扩散。

（2）环形缚扎：立即在伤口近心端 10cm 处用止血带或布带环形结扎。松紧以阻止静脉及淋巴回流为度。

（3）伤口排毒：大量冷水冲洗伤口，用手自上而下向伤口挤压，排出伤口内蛇毒。伤口冲洗后，用锐器在咬痕处挑开，深达真皮下，扩大创口排出蛇毒。血液毒蛇咬伤者禁忌切开，防止出血不止。若救援者用口吸吮伤口（救援者口腔应无伤口），随吸随漱口。

（4）转送患者：转运途中注意病情变化，伤肢不宜抬高。

2. 急诊护理

（1）病情观察：密切监测生命体征、意识、呼吸循环功能、尿量，观察全身中毒症状的进展；注意肢体肿胀、伤口引流情况。

（2）伤口处理：患肢下垂，在伤口周围多处切开，用拔火罐等方法抽吸残余蛇毒。用 3% 过氧化氢溶液或 1：5000 高锰酸钾溶液冲洗伤口，然后用高渗盐水或 1：5000 高锰酸钾溶液湿敷。局部降温可减慢毒素吸收速度。

笔记：

（3）解毒措施：静脉输液，促进蛇毒从尿中排出，输液时要注意心肺功能。

（4）对症及支持疗法护理：鼓励患者多饮水，不能进食者给予静脉补液以利排毒和纠正水、电解质和酸碱平衡紊乱。抗生素防止合并感染，注射破伤风抗毒素。积极预防休克及多器官功能障碍综合征。

### 八、健康指导

在野外工作时，尽可能不赤足。在丛林茂密处行走，用木杆打草惊蛇的方法驱赶毒蛇。

（邸秋璇）

笔记：

# 第四章 急诊预检分诊

## 第一节 概　述

### 一、概述

急诊预检指在患者到达急诊室时快速予以分类的过程，其目标是在正确的时间、正确的地点对患者实施正确的医疗帮助。预检（Triage）一词来源于法语，意思是进行分类，最早用于第一次世界大战中确定患者治疗的优先次序，20 世纪 50 年代在美国军队中推广应用于伤检，其后医院广泛采用。最初分诊工作由医生负责，60 年代初改由护士进行。

急诊预检分诊主要指根据患者的主诉及主要症状和体征，分清疾病的轻、重、急、缓及所属专科，进行初步的判断，安排救治程度及分配专科就诊的技术，是医院诊疗的一项重要工作，也是急诊护理工作中一项重要的专业技能。

国内外急诊资料统计分析表明：在急诊科就诊的患者中，只有 20% 属于真正意义上的急诊患者，80% 的患

笔记：

者是非急诊患者。所有急诊患者均应通过分诊护士分诊后，才能得到专科医生的诊治。来自各方的急诊患者，他们所患的疾病千差万别，心理反应也各不相同，预检护士能否在很短的时间内对急诊患者所患疾病做出准确的判断将直接关系到患者抢救治疗的时机，甚至关乎患者的生命。

预检工作的有效运行包含预检评估方法的选择、预检系统的设立、有能力的预检护士配备等，其中高效预检系统的设置至关重要。任何预检系统的目的是在患者到达急诊室时能立即按治疗的优先次序快速对其分类，病情较重的患者能优先得到救治，患者的等待时间能缩短，急诊医疗资源和空间能得到合理地分配和利用。目前国内大多数医院采用的是危重患者开通绿色通道优先救治，一般患者根据护士初步判断安排相关科室进行分诊，这些预检方法使重危患者得到了及时救治，但护士的分诊能力将直接影响患者的救治效果。由于目前国内尚没有统一的预检分诊系统和具体的操作程序，导致了护士成为分诊准确与否的主要决定因素，因而对预检护士也有了更高的要求。

预检分诊作为急诊工作的第一关，直接关系到急诊服务质量、患者救治效果和患者对医院的满意度。而预检护士又是第一个接触患者、第一个了解病情、第一个给予紧急救护的急诊医护人员，在组织协调抢救工作方面起到了不可替代的作用，所以这也是急诊科一个非常

笔记：

重要的护理岗位。

（赵　霞）

## 第二节　急诊预检分诊原则

### 一、急诊预检分诊定义

急诊预检分诊是根据疾病的严重程度、治疗优先的原则和合理利用急诊资源对急诊患者进行快速分类，以确定治疗或进一步处理的优先次序过程。

### 二、分诊的目的

分诊"Triage"一词来源于法语，意思是"进行分类"，是最早用于第一次世界大战中确定患者治疗的优先次序。最初在战场上使用军用分诊的主要目的，是尽可能让更多的战士重新投入战斗，因此，那些不严重的伤口可能获得最为优先的诊治权；而医疗救护的分诊是以让最多数量的人员获得生存机会为首要原则，因此，那些最严重而有实际挽救希望的损伤常能得到优先治疗。面对来急诊室就诊的患者，我们不可能同时治疗所有的患者，识别、评估和确定优先顺序便不可或缺。分诊时，不仅要决定优先救治谁，还需考虑患者的救治过程需要哪些医疗资源。当对于需求而言医疗资源相对丰富时，分诊目标是给每个患者以最佳的治疗；当资源严

笔记：

重短缺时，分诊的目标是给最多的人以最大限度的治疗，使更多的人能存活。

## 三、分诊原则

1. 分诊必须由临床经验丰富、熟练业务知识、责任心强、服务态度好的护理人员承担，分诊人员必须坚守工作岗位、不得擅自脱岗。

2. 分诊护士应主动热情地接待每一位前来就诊的患者，进行生命体征检查和病情评估，简明扼要地询问病情重点，进行必要的体检和检验，以便合理分诊，做到不漏诊。

3. 根据病情的轻重缓急快速分流患者，指导就诊。遇有危重患者应直接送抢救室救治，并迅速通知有关医生和护士，然后补办手续。

4. 做好传染病的分诊，对传染患者或可疑传染患者，应安排隔离就诊，避免交叉感染。对传染患者应填写相应的传染病疫情报告单。

5. 遇有严重工伤事故、交通事故及其他突发公共卫生事件或批量伤时，应立即通知科领导及医务处，以便组织抢救。遇涉及刑事、民事纠纷的患者，除向医务处报告外，还应向公安部门报告。

6. 做好急诊就诊的登记工作，尤其是患者就诊的时间、所属科室、接诊时间等，要求记录及时、准确、完整。

（邱丽娜）

笔记：

## 第三节　急诊预检分级诊疗制度

分诊护士根据患者的资料，评估病情的轻、重、缓、急安排就诊次序，使患者得到及时有效的救治。一般在分诊时可根据病情分为四级。

1. Ⅰ级（急危症）

濒危患者，濒危患者指病情可能随时危及生命，需要立即采取措施挽救生命，急诊科合理分配人力和医疗资源进行抢救。

如气管插管患者，呼吸心跳停止患者，急性意识障碍患者以及其他需要采取挽救生命干预措施的患者。

这类患者需要立即送入抢救室。

2. Ⅱ级（急重症）

危重患者，危重患者是病情有可能在短时间内进展至Ⅰ级，或可能导致严重致残者，应尽快安排接诊，并给予患者相应的处置及治疗。患者来就诊时呼吸循环状况尚稳定，但是其症状严重性需要尽早引起重视，病情有可能发展为Ⅰ级。

如记性意识模糊或定向力障碍，复合伤，心绞痛，严重影响患者自身舒适感的主诉如严重疼痛等。

急诊科需要立即给予这类患者提供优先就诊和初步处理措施。

3. Ⅲ级（紧急）

**笔记：**
................................................................

................................................................

................................................................

急症患者：急症患者指患者目前明确没有在短时间内危及生命或严重致残的征象，患者病情发展为严重疾病和出现严重并发症的可能性很低，也没有严重影响患者的舒适性，但需要急诊处理缓解患者症状。在候诊过程中若出现生命体征异常，则病情分级应考虑上调一级。

应在一定时间段内安排就诊。

4. IV级（亚紧急）

非急症患者：非急症患者指患者目前没有急性发病症状，无或很少不适主诉，且临床判断需要很少急诊医疗资源的患者。

此类患者可延后处理。如流行性感冒等症状。

（田丽源）

# 第四节 急诊绿色通道的建立

## 一、建立急诊绿色通道的目的

建立急诊绿色通道是为了向急危重症患者提供快速、有序、高效和安全的诊疗服务，提高抢救成功率，减少医疗风险，尽最大可能保证患者的生命安全。为实现对重点病种的快捷高效救治，需整合全院力量实现相关绿色通道的畅通。

笔记：

## 二、急诊绿色通道管理范畴

需要进入急救绿色通道的患者指在短时间内发病，所患疾病可能在短时间内（<6 小时）危及患者生命，这些疾病包括但不限于以下几种。

1. 急性创伤引起的体表开裂出血、开放性骨折、内脏破裂出血、颅脑出血、高压性气胸、眼外伤、气道异物、急性中毒、电击伤等及其他可能危及生命的创伤。

2. 急性心肌梗死、急性肺水肿、急性肺栓塞、大咯血、休克、严重哮喘持续状态、消化道大出血、急性脑血管意外、昏迷、重症酮症酸中毒、甲亢危象等。

3. 宫外孕大出血、产科大出血。

## 三、急诊绿色通道范围

1. 院外急救

按"急诊院前抢救制度"进行必要处理，尽快转运至就近医院，在转运过程中与接诊医院电话联系，简要说明患者相关情况及要求会诊的医生、仪器设备、药物的准备等。

2. 院内抢救

（1）患者到达急诊科，分诊护士将患者送入抢救室，再并在 5 分钟内完成患者合适体位的摆放、吸氧、监护、建立静脉通路、采取血液标本（全血细胞分析、生化、凝血、感染四项和交叉配血标本）备用，建立患

笔记：
_____

_____

_____

者抢救病历，然后由家属或陪同人员补办挂号手续并缴纳相关医疗费用。

（2）急诊绿色通道严格执行首诊负责制，由首诊医生询问病史、查体、迅速判断影响生命的主要因素，下达抢救医嘱、会诊医嘱、检查医嘱、手术医嘱。所有医嘱可暂时下达口头遗嘱，由护士记录并复述，医生确认后执行。抢救后6小时内由抢救医生完成急诊抢救病历和补记口头医嘱。

（3）专科医生在到达急诊科进行会诊时，急诊医生负责和专科医生就患者的情况进行口头沟通，专科医生应对患者进行快捷有效地查体，并向急诊科医生说明专科处理意见，确定转专科诊治患者，由急诊科医生负责将患者转送到如手术室、ICU或病房。

（4）如遇肝、脾破裂、宫外孕破裂大出血等患者经急诊相关手术科室医生评估，病情危重，需要紧急实行抢救手术的，在快速做好术前准备的同时，急诊科医生通知专科医生直接到手术室，并电话通知手术室做好急救手术准备。急诊科医生将患者送到手术室，交接后由专科医生完成治疗和手术。术前必须有书面的手术通知单，写明术前诊断、手术名称及患者基本信息。

（5）多发性损伤或多脏器病变的患者，由急诊科主任或在场的最高行政主管或在场的最高医疗技术职称人员主持会诊，会诊召集相关专业科室人员参加，根据会诊意见，有可能威胁到患者生命最主要的疾病所属专业

笔记：

科室接收患者，并负责组织抢救。会诊记录由急诊科完成，符合进入 ICU 标准的患者应收入 ICU。

（6）所有急性危重患者的诊断、检查、治疗、转运必须在医生的监护下进行。

3. 报告和会诊

确定患者进入绿色通道后，接诊医生及时报告专业负责人，同时报告医院相关部门，共同组织和协调抢救工作，总值班在抢救患者指挥有困难时可请示主管院长、医务处长。

### 四、急诊绿色通道的基本流程

1. 分诊护士初步评估病情，通知急诊二线或专科医师。

2. 急诊二线或专科医师根据患者病情决定是否启动急诊绿色通道，必要时请专科会诊。（详见各病种绿色通道）

3. 完善各项相关检查。

4. 安排手术或住院治疗。

### 五、绿色通道的相关要求

1. 进入急性危重抢救绿色通道的患者必须符合本规范所规定的疾病情况。

2. 各相关科室应优先救治进入绿色通道的患者，在检查、用药、会诊等诊疗过程中不得推诿。涉及多科诊

笔记：

治的患者，原则上由对患者生命威胁最大的疾病的主管科室收治，如有争议，急诊科医师有权裁决，必要时请医务处或院总值班协调解决。接到会诊通知，医生尽快到达现场，如有医疗工作不能离开者，要指派本专业有相应资质的医生前往。

3. 进入绿色通道的患者医学检查结果报告时限

（1）患者到达放射科后，平片、CT 在 30 分钟内出具影像学资料，检查结果报告（可以是口头报告）。

（2）超声医生在接到患者后，30 分钟内出具检查结果报告（可以是口头报告）。

（3）检验科接收到标本后，30 分钟内出具常规检查结果报告（血常规、尿常规等，可电话报告），60 分钟内出具生化、凝血结果报告，配血申请 30 分钟内完成（如无库存血，则 60 分钟内完成）。

（4）药房在接到处方后优先发药或由医护人员先行借药。

4. 手术室在接到手术通知后，立即准备好手术室及相关物品，并立即通知手术相关人员到场。急诊抢救手术要求在患者到达急诊科后 1 小时内开始。

5. 患者的病情、各种检查和治疗方案等根据医院规定完成知情同意，如患者没有家属和委托人，可由两名主治医生以上职称的医生签署知情同意书，并报告科主任或医务处批准、签名。

6. 应定期安排培训，确保医务人员熟悉本科室重点

笔记：

病种急诊抢救流程和职责。

7. 对抢救过程进行登记、总结、分析、反馈并制订持续改进措施。

8. 医务处知晓相关要求，对通道运行情况进行督导，定期分析总结、反馈并持续改进。尤其针对有合并有多科疾病的患者，应进行协调，抑制推诿现象，并不断改进协调机制，确保患者得到连贯、及时、有效救治。

# 急性心肌梗死急诊绿色通道工作流程

## 一、工作目标

1. 到医院后溶栓时间在 30 分钟内（有适应证、无禁忌证）。

2. 到医院后 PCI 时间在 90 分钟内（有适应证、无禁忌证）。

## 二、工作流程

1. 10 分钟内

（1）分诊护士：胸痛患者病情评估：测量血压、心率、血氧饱和度、描记 18 导联心电图并及时通知急诊二线。明确急性心肌梗死的患者直接送入抢救室。

（2）抢救室医生：

1）询问病史，判断病情，给予常规化验及初步处

笔记：

理，请心内科医生会诊。

2）常规化验：心肌梗死三项（肌红蛋白、肌钙蛋白、肌酸激酶同工酶）、血常规、肝肾功、凝血等，并由专业人员快捷运送样本，同时电话告知检验科。

3）初步处理：给患者吸氧、监护、绝对安静卧床，给予硝酸甘油 50mg+NS40ml 静脉泵入、阿司匹林 300mg 嚼服、波利维 300mg 或 600mg 嚼服，如需要给予吗啡 3mg 皮下注射（5 分钟后可重复给药，最大量 15mg）。

（3）抢救室护士：建立静脉通路，完成抽血。

2. 30 分钟内

（1）心内科医师会诊：根据病情，迅速评价溶栓、PCI 指征与禁忌证。

（2）无条件在 90 分钟内行 PCI 的 ST 段抬高心肌梗死患者，30 分钟内开始溶栓治疗。

（3）呼叫 PCI 团队，并开住院证。

3. 60 分钟内

心内科医师：①拟行急诊 PCI 治疗者，向患者家属交代病情，签署知情同意书。②完成术前准备，送心内科导管室。

4. 90 分钟内

90 分钟内完成球囊扩张。

### 三、患者去向

同时办理住院手续，术后转入 ICU 病房（由会诊医

笔记：

师开住院证)。

# 急性缺血性脑卒中急诊绿色通道工作流程

## 一、"绿色通道"的工作目标

1. 10 分钟内
完成分诊、病史询问、体格检查，完成初步诊断。

2. 30 分钟内
完善头颅 CT 检查，除外颅内出血（神经科）。

3. 60 分钟内
对有符合溶栓治疗指征的急性缺血性脑卒中患者开始静脉 rtPA 溶栓治疗（神经科）。

## 二、工作流程

1. 到达急诊 15 分钟内

（1）分诊护士：

1）病情评估，测量血压、心率、血氧饱和度等。

2）通知急诊神经科医生。

3）病情危重者直接入抢救室。

（2）急诊神经科医生：

1）询问病史、查体、判断病情。

2）初步处理（开头颅 CT、抽血医嘱）。

3）电话通知神经科总值班。

笔记：

（3）急诊护士：抽血查血常规、肝肾功能、心肌酶、凝血 1 指标等，并运送本，同时电话告知检验科。

2. 到达急诊 40 分钟内

（1）完成急诊头颅 CT，情况允许可至屏幕查看 CT 结果。

（2）头 CT 除外出血性疾病，初步筛查是否进行溶栓治疗。

（3）给患者描记心电图。

（4）建立静脉通道。

3. 到达急诊 50 分钟内

（1）基本检验取得结果。

（2）神经科总住院医师核定是否进行溶栓治疗及溶栓治疗方式（如需脑血管造影及动脉溶栓，提前与血管介入医生联系），并向脑血管病组医师和三线值班医师汇报。

（3）向患者及家属交代病情，签署知情同意书（rtPA、血管造影及支架治疗均为自费项目）。

（4）溶栓方式的选择。

### 三、患者去向

所有溶栓患者收入神经科病房，如无床，则收入 ICU、MICU 或抢救室，因此应事先与相关科室联系。

笔记：

# 严重创伤急诊绿色通道工作流程

## 一、目标

需手术者，60~90分钟内送入手术室。

## 二、工作流程

1. 通道启动

患者来诊后15分钟内。

（1）分诊护士：由分诊护士初步判断病情，严重多发创伤患者直接入抢救室，通知创伤急救小组（急诊二线、外科总值班等）。

（2）抢救室医生：①监测生命体征。②采集病史查体。③完成初步创伤评估。④完成FAST超声检查。⑤对症支持。⑥必要时启动紧急输血预案。

（3）抢救室护士：①建立静脉通路（建议用手术室套管针）；②采血（包括血常规、生化、凝血、血气、感染四项、配血等），并由专业人员送检验样本，同时电话通知检验科。

（4）急诊二线和外科住院总医师：确定会诊专科，并立即电话通知。

注：感染四项（乙型肝炎表面抗原、丙型肝炎抗体、梅毒螺旋体抗体、艾滋病病毒抗体及抗原初筛），

笔记：

--------

--------

虽包括在初步采血项目中，但不必在术前获得结果。

严重失血性休克病例同时由急诊二线和医务处电话通知启动紧急输血预案。

2. 专科会诊

25 分钟内。专科接到电话后 10 分钟内到达现场，快速评估专科情况，并以书面形式提出专科会诊意见。

3. 辅助检验检查取得结果

50 分钟内。前述的采血项目除感染四项外，在此阶段均已获得检验结果，并完成超声、床旁胸片、CT 等检查。

4. 确定治疗方案，完成手术准备，入手术室

60~90 分钟内。

（1）有手术指征的外伤性胸、腹腔内出血、开放性骨关节损伤等创伤病例，确定手术方案，完成手术准备，60 分钟内进手术室。

（2）病情复杂，需多科协作者，由医务处组织急诊、相关手术科室、麻醉科、手术室、ICU 等会诊协商，确定手术方案，来诊 90 分钟内关入手术室。

### 三、患者去向

1. 患者术后常规回 ICU 病房。

2. 会诊专科协商依据患者病情相关程度决定患者归属，协商困难时由医务处仲裁解决。

笔记：

# 急性颅脑损伤急诊绿色通道工作流程

## 一、目标

需手术者，60~90分钟内送入手术室。

## 二、工作流程

1. 通道启动

患者来诊后15分钟内。

（1）分诊护士：由分诊护士初步判断病情，重症急性颅脑损伤患者直接入抢救室，通知急诊二线、急诊外科值班医生。

（2）抢救室医生：①监测生命体征。②采集病史查体。③完成初步神经功能评估。④抬高床头、根据情况给予脱水降颅内压治疗。⑤对症支持。⑥必要时紧急气管插管。

（3）抢救室护士：建立静脉通路，抽血查血常规、生化、凝血、血气、感染四项、完成配血、心电图检查等。

（4）急诊二线和急诊外科医生：立即电话通知神经外科会诊。

注：感染四项虽包括在初步采血项目中，但不必在术前获得结果。

笔记：

2. 神经外科会诊

25 分钟内。接到电话后 10 分钟内到达现场，快速评价专科情况。

3. 辅助检验检查取得结果

50 分钟内。前述的采血项目除感染四项外，在此阶段均已获得检验结果，并完成头 CT 检查。

4. 确定治疗方案，完成手术准备，入手术室 60~90 分钟内。

（1）急诊及神经外科：60 分钟内确定手术方案，完成手术准备。

（2）ICU、MIUC、麻醉科：接到通知后 15 分钟内完成会诊。

（3）手术室：接到手术通知后确保 30 分钟内进手术室。

（4）放射科特殊情况：如需要 CTA 等特殊影像检查，30 分钟内完成补充放射检查，90 分钟进入手术室。

（5）医务处（院总值班）：病情复杂及无主的病例，30 分钟内协助完成组织多科会诊及完成院方签字并 90 分钟内进入手术室。


## 三、患者去向

患者术后回神经外科监护病房。


笔记：

# 急性心力衰竭急诊绿色通道工作流程

## 一、"绿色通道"的工作目标

1. 15 分钟内

完成病史询问、体格检查、描记 12 导联心电图进行分析，完成初步评价和处理。

2. 30 分钟内

无改善者行无创/有创机械通气。

3. 60 分钟内

取得基本辅助检查结果，调整治疗方案。

## 二、工作流程

1. 15 分钟内

（1）分诊护士：病情评估，测量血压、心率、血氧饱和度、描记心电图，通知急诊二线，病情危重者进抢救室。

（2）抢救室医生：简要询问病史，判断病情，给予常规化验和初步处理。

1）常规化验：心肌梗死 3 项、BNP/NT-proBNP、血常规、肝功肾全。

2）初步处理：吸氧、监护、端坐位腿下垂。吗啡 5~10mg 皮下注射或静脉推注。平均动脉压大于 70mmHg 者，给予利尿扩血管：呋塞米（速尿）20~40mg，静脉推注，硝普钠 50mg+NS40ml 静脉泵入。毛花苷 C（西地

笔记：

........................................................................

........................................................................

........................................................................

兰）0.4mg静脉入壶或缓慢静脉推注（平时口服地高辛者，毛花苷C剂量减半）。

（3）抢救室护士：建立静脉通路，完成抽血。

2. 30分钟内

若经上述处理患者病情仍不改善，应给予CPAP无创通气。若患者出现呼吸频率下降、高碳酸血症以及神志不清等呼吸肌疲劳的证据需要考虑进行气管插管、有创通气。

3. 60分钟内

（1）完成床旁胸片检查。

（2）取得前述常规化验结果。

（3）根据辅助检查结果，寻找并治疗心衰的潜在的诱因，调整治疗方案。

### 三、患者去向

1. 病情迅速控制，诱因已去除者，结束留观返家。

2. 病情控制不理想者，收入院继续治疗。

## 急性呼吸衰竭急诊绿色通道工作流程

### 一、工作目标

1. 15分钟内

分诊，完成初步评估及处理。

2. 30分钟内

笔记：

初步处理无改善者行无创/有创机械通气。

3. 60 分钟内

取得基本辅助检查结果后，再次评估病情，调整治疗方案。

## 二、工作流程

1. 15 分钟内

（1）分诊护士：病情评估，测量血压、心率、血氧饱和度。通知急诊二线，病情危重者进抢救室。

（2）抢救室医生：简要询问病史，判断病情，给予常规化验和初步处理。

1）常规化验：D-二聚体、血常规、肝功肾功。

2）初步处理：吸氧、监护、氧疗。鼻导管吸氧不能改善症状者考虑用面罩通气。

2. 30 分钟内

若经上述处理患者病情仍不改善，应给予 CPAP 无创通气。若患者出现呼吸频率下降、高碳酸血症以及神志不清等呼吸肌疲劳的证据需要考虑进行气管插管、有创通气。

3. 60 分钟内

（1）完成床旁胸片检查。

（2）取得前述常规化验结果。

（3）根据辅助检查结果，寻找并治疗呼吸衰竭的潜在的诱因，调整治疗方案。

笔记：

## 三、患者去向

收入监护病房继续治疗。

（任　伟）

# 第五节　急诊预检分诊的评估方法

预检分诊的实施方式，安排有工作经验的主管护师或高年资护师做为专职的分诊护士。通过问病史，就诊原因并进行生命体征的测量。从以下方面进行判断和分级：

1. 既往史及用药过敏史

既往史提示了患者的基本情况和相关危险因素，再分派优先权时占有一定的地位。此外还应该明确患者的过敏史。

2. 生命体征

心率、血压、呼吸频率、血氧饱和度、体温、疼痛评分等，这些检查都有助于了解患者的一般情况。

3. 心率

有助于对患者的血流动力学进行评估。一般情况下，用仪器对其进行测定，但是必要时需要触诊。对于儿童而言，需要配备相应的儿科用测量生命体征的配件。正常情况下，成人心率在 60~100 次/分钟，婴儿为 100~160 次/分钟，2~4 岁儿童在 80~130 次/分钟，

笔记：
_____
_____
_____

4~10 岁儿童在 70~100 次/分钟。分析心率时还需考虑患者本身情况，既往史，治疗情况。

### 4. 血压

用于判断患者血流动力学情况。为了获得准确数据：应在测量前让患者休息 10 分钟，选择大小适合的袖带，将袖带戴在肘上 2cm 处，使手臂与心脏持平测量。注意避免在偏瘫的手臂进行血压测定。成人正常情况下收缩压为 90~140mmHg，舒张压为 60~100mmHg。评估时需根据患者自身情况，既往史及治疗情况对血压进行分析。

### 5. 呼吸频率

记录的是呼吸次数，成人正常的呼吸频率为 12~20 次/分钟，婴儿为 15~45 次/分钟，幼儿为 15~35 次/分钟。此外，还需对其他相关情况进行测定。深度：呼吸深浅，胸廓是否有节律的起伏。节律：呼吸节律是否平整。呼吸频率不仅用于判断呼吸困难程度，也反映了呼吸代偿的程度。

### 6. 血氧饱和度

正常情况下应在 95% 以上。一下几种因素会对分析造成困难：肢端血管收缩，贫血，外周灌注不佳。这项指标需要根基患者的既往史分析。

### 7. 手指血糖测定

这项检查通常在以下情况测定：晕厥、虚弱、神经系统障碍、昏迷、行为障碍、刺激以及糖尿病患者等。

笔记：..............................................................

..............................................................

..............................................................

8. 疼痛评估

疼痛是应优先考虑的因素之一。疼痛会引起心动过速，血压升高，烦躁不安，神情淡漠等。如果在就诊时候对疼痛进行了处理，有可能会干扰分级的判断。在这种情况下，在等待过程中需要再次进行评估。

9. 对有用的临床资料进行观察。视诊是分级的一项基本要素。

（1）皮肤情况：皮肤黄疸、苍白、灰色、土黄色等，均提示气体交换存在异常。发绀，最常见于肢端、指甲、嘴唇，是缺氧的征象。

（2）呼吸频率：测量呼吸频率可以反映呼吸状况，应在平静时进行测量。体位会对其产生影响，在端坐时难以进行测定。胸廓的活动情况反映呼吸肌是否参与活动。

（3）瞳孔：正常情况下，瞳孔是对称且存在反射的。瞳孔双侧不对称则提示有急性脑损伤或脑血管病可能。此外，还必须检测是否存在瞳孔放大或缩小。

（4）气味：某些疾病有一些特征性气味，如烂苹果气味提示中毒等。

（5）语态：多言与沉默一样，提示精神疾病的可能。而吐词状况反映了呼吸方面的信息。

（6）身体综合状况：观察患者的面容，身体姿态。再进行疼痛评估时，这些观察是有必要的，尤其对于儿童及老年人。

笔记：

（7）眼神：患者眼神常能提供身体状况信息，需要根据患者进行观察。

（胡　翎）

## 第六节　急诊预检分诊护士的设置

预检分诊作为急诊患者的首站，其分诊准确率将直接影响到急诊工作的医疗、护理质量。且分诊的质量直接关系到患者救治效果和对医院的满意度。高质量的分诊工作可以提高急诊科的救治效果，对保证患者诊治效果起着重要的作用。

急诊分诊护士应具备社会认可的专业性，必须经过专业机构或部门统一标准的培训。

### 一、分诊护士应具备的条件

#### 1. 业务能力

分诊护士应由主管护师或高年资护师担任，应具有能利用专业知识快速评估、将患者正确分类的能力。并应熟悉医院的各项规章制度、本地医疗机构及本院相关领导层的沟通途径，以具备应对和处理各种公共卫生事件的能力。

#### 2. 沟通能力

分诊护士应具有与院内各部门的熟练沟通能力与技巧，能有经验地收集及整理资料，圆满地完成沟通任务。

#### 3. 素质要求

笔记：

分诊护士必须有高度的责任心和职业道德，具备机智、有主见及有礼貌的品质，应有敏锐的观察能力和急救意识。

4. 团队精神

包括有良好的组织管理、分派任务能力，迅速建立并保持和谐的医护、护患关系，使患者合理有序的就诊。能够指导或接受其他工作人员的建议，不断提高分诊业务水平。

## 二、分诊护士的角色

凡到急诊室就诊的患者，绝大部分都是病情危急、需及时诊疗或迅速抢救的。分诊护士的工作主要包括：询问病史，测量生命体征，分析病情，做出初步判断，同时根据病情采取及时、适当的措施，配合医疗，确保诊疗工作迅速、准确、有条不紊地进行。因此，分诊护士具有多功能角色。

1. 接诊者

分诊护士应主动迎接每一位就诊者，强调以患者为中心，应用专业知识及敏锐的判断力，运用一定的沟通技巧询问病史，收集资料，测量生命体征及传递信息，合理安排就诊。

2. 咨询者

分诊护士应是最好的倾听者，应不厌其烦地倾听患者的抱怨、担心、害怕，接受其情绪反应，回答患者的

笔记：

疑问，给予安慰、支持，减轻其情绪压力，向患者讲解卫生知识和促进健康的方法。

3. 观察者

分诊护士问病史的过程中应密切观察每一位来诊者的病情变化，安排就诊的先后顺序，不要延误病情。

4. 评估者

分诊护士在执行分诊之后，应具体评估其护理活动是否正确？患者的需要是否获得满足？若病情再次发生变化，应及时重新评估，向医师反映，重新计划及执行新的措施。

5. 分析者

分诊护十应运用护理专业知识与技术，利用医院中现有医疗资源与设施，去分析考虑，找出患者除症状外的隐藏问题，协助医生诊断，以满足患者的真正需要。

6. 辅导者

分诊护士运用护理专业知识及丰富的临床经验判断来诊患者的种类、教育程度及接受程度，给予适当的卫生或健康教育，协助预防疾病恶化或复发，以达到预防疾病、促进健康的目的。

### 三、分诊护士的职责

1. 建立优先次序

根据病情的严重程度选择治疗的优先性。

2. 分配救治区域，控制流量

笔记：

（1）通过提高分流缓解拥挤与混乱。

（2）促进人力资源与设备更有效的利用。

3. 开始合理的护理干预

（1）通过准确的初始评估促进患者护理。

（2）在患者病情有生命危险的情形下提供迅速的干预。

（3）提供初步评估加速医生的评估。

4. 保持医患沟通，密切医患关系

（1）热爱分诊工作，迅速与患者建立和谐的护患关系，赢得患者的信任与尊重。

（2）为需要到其他科治疗的患者耐心指引。

（3）为仅需要信息与指导的患者耐心咨询和解答。

（4）注意观察候诊患者的病情变化。

（5）与急救人员及警察建立良好的联系系统。

5. 在评估与分诊技能方面接受训练。

6. 明确反应时间

从患者挂号到提供医疗资源的时间。

（田丽源）

## 第七节　国内外急诊分诊模式与设置

### 一、国内分诊系统简介

目前国内大多数医院的急诊室采用对危重患者开通

笔记：

绿色通道优先救治，对一般患者根据护士的初步诊断，安排到相关科室就诊的分诊方式。这种分诊方法使危重患者得到了及时救治，但护士的分诊能力将直接影响患者的救治效果。国内尚缺乏统一的分诊系统和具体的操作程序，使分诊护士成为分诊准确与否的主要决定因素，因此，对分诊护士有很高的要求。但实际工作中，因护士对分诊工作的认识与重视程度不同以及业务知识的能力差异而使分诊的准确率参差不齐，所以建立一个高效、便捷的分诊体系是保证分诊质量的关键，也是保证护士分诊准确率的基本保障。因此，在国内建立统一、标准化的分诊系统并在各级医疗机构急诊科逐步实施是我国急诊建设的重要部分。

2006年，北京协和医院根据本院的实际情况，结合国际及港澳台等地区的急诊分诊制度，制订"北京协和医院急诊分诊标准"，在国内首次将患者的病情分级要求明确归纳为文字，要求护士在分诊工作中遵照分诊制度，对患者病情进行整体分级评估

## 二、国外分诊系统简介

法国急诊护士预检分诊的依据是《分诊指南》，由法国卫生局组织编写，具有法律效力。分诊护士严格按照指南来判断疾病的轻、重，进行分级，因不遵守《分诊指南》而出现医疗纠纷时，会追究当事人的责任。分诊方法中对患者的各种客观指标有明确的量化

笔记：

标准，分诊护士依据收集到的主、客观资料判断患者病情等级。

加拿大预检标尺即 5 级国际预检系统（5-LNTS）是目前国际上广泛使用的最先进的预检系统，其视病情轻重将患者分为 1~5 个不同等级，表示病情由重到轻，不同等级的患者等待就诊的时间不同。

美国在 20 世纪 90 年代末创立了急诊严重指数（ESI），在不同的急诊室均具有可行性及内在可靠性，ESI 级别与患者的预后密切相关，预检不足发生率低，护士认同操作简便与实用。

澳大利亚的预检系统在 1977 年采用的是将患者分为立即、紧急、及时、非紧急和常规 5 个级别而不考虑具体时间，1989 年进行改良成了 5 种不同颜色来区分患者类别的预检标尺。

英国大多数急诊室采用的是曼彻斯特预检标尺，它是一种 5 级预检标尺，有独特的方法和 52 个流程表来辅助不同主诉患者的分检。每个流程描述了"危及生命、疼痛、出血、急性起病、意识水平和体温"6 个关键性的鉴别指标。

目前国际上大多数国家均采用 5 级分诊系统，体现了很大的实用性。

（田丽源）

笔记：

# 第五章　突发公共卫生事件的应急处理

## 第一节　突发公共卫生事件概述

突发公共事件指突然发生，造成或可能造成重大人员伤亡、财产损失、生态环境破坏和严重社会危害，危及公共安全的禁忌事件。在我国，根据突发公共事件的发生过程、性质和机制，突发公共事件主要分为：自然灾害、事故灾难、公共卫生事件和社会安全事件等四类。上述各类突发公共事件往往是相互交织和关联的，某类突发公共事件可能和其他类别的事件同时发生，或引发次生、衍生事件，应当具体分析，统筹应对。

1. 突发公共卫生事件的基本概念和特征

《突发公共卫生事件应急条例》将突发公共卫生事件定义为"突然发生、造成或可能造成社会公众健康严重损害的重大传染病疫情、群体性不明原因疾病、重大食物和职业中毒以及其他影响公众健康的事件"。突发公共卫生事件具有以下特征：

（1）突发性：突发公共卫生事件都是突然发生、突

笔记：

如其来的。一般讲，突发公共卫生事件的发生是不易预测的，但突发公共卫生事件的发生与转归也具有一定的规律性。

（2）公共属性：突发公共卫生事件所危及的对象，不是特定的人，而是不特定的社会群体。所有事件发生时在事件影响范围内的人都有可能受到伤害。

（3）危害的严重性：突发公共卫生事件可对公众健康和生命安全、社会经济发展、生态环境等造成不同程度的危害，这种危害既可以是对社会造成的即时性严重损害，也可以是从发展趋势看对社会造成严重影响的事件。

突发公共卫生事件对公众健康的影响表现为直接危害和间接危害两类。直接危害一般为事件直接导致的即时性损害。间接危害一般为事件的继发性损害或危害，如事件引发公众恐惧、焦虑情绪等，对社会、政治、经济产生影响。

2. 突发公共卫生事件的分级

根据突发公共卫生事件性质、危害程度、涉及范围，突发公共卫生事件划分为特别重大（Ⅰ级）、重大（Ⅱ级）、较大（Ⅲ级）和一般（Ⅳ级）四级。

（1）特别重大突发公共卫生事件（Ⅰ级）：有下列情形之一的为特别重大突发公共卫生事件（Ⅰ级）。

1）肺鼠疫、肺炭疽在大、中城市发生并有扩散趋势，或肺鼠疫、肺炭疽疫情波及2个以上的省份，并有进一步扩散趋势。

笔记：

2) 发生传染性非典型肺炎、人感染高致病性禽流感病例，并有扩散趋势。

3) 涉及多个省份的群体性不明原因疾病，并有扩散趋势。

4) 发生新传染病或我国尚未发现的传染病发生或传入，并有扩散趋势，或发现我国已消灭的传染病重新流行。

5) 发生烈性病菌株、毒株、致病因子等丢失事件。

6) 周边以及与我国通航的国家和地区发生特大传染病疫情，并出现输入性病例，严重危及我国公共卫生安全的事件。

7) 国务院卫生行政部门认定的其他特别重大突发公共卫生事件。

(2) 重大突发公共卫生事件（Ⅱ级）：有下列情形之一的为重大突发公共卫生事件（Ⅱ级）。

1) 在一个县（市）行政区域内，一个平均潜伏期内（6天）发生5例以上肺鼠疫、肺炭疽病例，或相关联的疫情波及2个以上的县（市）。

2) 发生传染性非典型性肺炎、人感染高致病性禽流感病例。

3) 腺鼠疫发生流行，在一个市（地）行政区域内，一个平均潜伏期内多点连续发病20例以上，或流行范围波及2个以上时（地）。

4) 霍乱在一个市（地）行政区域内流行，1周内

笔记：

发病 30 例以上，或波及 2 个以上市（地）。

5）乙类、丙类传染病波及 2 个以上县（市），1 周内发病水平超过前 5 年同期平均发病水平 2 倍以上。

6）我国尚未发现的传染病发生或传入，尚未造成扩散。

7）发生群体性不明原因疾病，扩散到县（市）以外的地区。

8）发生重大医源性感染事件。

9）预防接种或群体预防性服药出现人员死亡。

10）一次食物中毒人数超过 100 人并出现死亡病例，或出现 10 例以上死亡病例。

11）一次发生急性职业中毒 50 人以上，或死亡 5 人以上。

12）境内外隐匿运输、邮寄烈性生物病原体、生物毒素造成我境内人员感染或死亡的。

13）省级以上人民政府卫生行政部门认定的其他重大突发公共卫生事件。

（3）较大突发公共卫生事件（Ⅲ级）：有下列情形之一的为较大突发公共卫生事件（Ⅲ级）。

1）发生肺鼠疫、肺炭疽病例，一个平均潜伏期内病例数未超过 5 例，流行范围在一个县（市）行政区域以内。

2）腺鼠疫发生流行，在一个县（市）行政区域内，一个平均潜伏期内连续发病 10 例以上，或波及 2 个以

笔记：

上县（市）。

3）霍乱在一个县（市）行政区域内发生，1周内发病10~29例，或波及2个以上县（市），或市（地）级以上城市的市区首次发生。

4）一周内在一个县（市）行政区域内，乙、丙类传染病发病水平超过前5年同期平均发病水平1倍以上。

5）在一个县（市）行政区域内发现群体性不明原因疾病。

6）一次食物中毒人数超过100人，或出现死亡病例。

7）预防接种或群体预防性服药出现群体心因性反应或不良反应。

8）一次发生急性职业中毒10~49人，或死亡4人以下。

9）市（地）级以上人民政府卫生行政部门认定的其他较大突发公共卫生事件。

（4）一般突发公共卫生事件（Ⅳ级）：有下列情形之一的为一般突发公共卫生事件（Ⅳ级）。

1）腺鼠疫在一个县（市）行政区域内发生，一个平均潜伏期内病例数未超过10例。

2）霍乱在一个县（市）行政区域内发生，1周内发病9例以下。

3）一次食物中毒人数30~99人，未出现死亡病例。

**笔记：**

---

---

4）一次发生急性职业中毒9人以下，未出现死亡病例。

5）县级以上人民政府卫生行政部门认定的其他一般突发公共卫生事件。

3. 突发公共卫生事件分类

（1）根据事件的表现形式可将突发公共事件分为以下两类：

1）在一定时间、一定范围、一定人群中，当病例数累计达到规定预警时所形成的事件。如传染病、不明原因疾病、中毒（食物中毒、职业中毒）、预防接种反应、菌种等，以及县以上卫生行政部门认定的其他突发公共卫生事件。

2）在一定时间、一定范围，当环境危害因素达到规定预警值时形成的事件，病例为事后发生，也可能无病例。如生物、化学、核辐射事件。

（2）以事件的成因和性质分类：根据事件的成因和性质，突发公共卫生事件可分为重大传染病疫情、群体性不明原因疾病、重大食物中毒和职业中毒、新发传染性疾病群体性预防接种反应和群体性药物反应，和重大环境污染事故、核事故和放射事故、生物、化学、核辐射恐怖事件、自然灾害导致的人员伤亡和疾病流行，以及其他影响公众健康的事件。

（孙朋霞）

笔记：

# 第二节　突发公共卫生事件的急救原则

## 一、突发公共卫生事件的急救原则

1. 预防为主、常备不懈

要提高全社会防范突发公共事件对健康造成影响的意识，落实各项防范措施，做好人员、技术、物资和设备的应急储备工作。对各类可能引起突发事件并需要卫生应急的情况，要及时进行分析、预警，做到早发现、早报告、早处理。

2. 统一领导、分级负责

根据突发公共事件的范围、性质和对公众健康危害程度，实行分级管理。各级人民政府负责突发公共事件应急处理的统一领导和指挥，各有关部门按照预案规定，在各自的职责范围内做好卫生应急处理的有关工作。各级各类医疗卫生机构要在卫生行政部门的统一协调下，根据职责和预案规定，做好物资技术储备、人员培训演练、检测预警等工作，快速有序的对突发公共事件进行反应。

3. 全面响应、保障健康

突发公共事件卫生应急工作的重要目标是为了避免或减少公众在事件中受到的伤害。突发公共事件，涉及人数众多，常常遇到的不单是某一类疾病，而是疾病和

笔记：

心理因素复合危害，而且还有迅速蔓延的特点，所以在突发公共事件处理中，疾病控制、医疗救治等医疗卫生机构需要在卫生行政部门的协调下，在其他部门的支持配合下，协同开展工作。其目标是最大限度的减少事件带来的直接伤亡和对公众健康的其他影响。

4. 依法规范、措施果断

各级人民政府和卫生行政部门要按照相关法律、法规和规章的规定，完善突发公共事件卫生应急体系，建立系统、规范的突发公共事件卫生应急处理工作制度，对突发公共卫生事件和需要开展卫生应急的其他突发公共事件做出快速反应，及时、有效开展监测、报告和处理工作。

5. 依靠科学、加强合作

突发公共事件卫生应急工作要充分尊重和依靠科学，要重视开展突发公共事件防范和卫生应急处理的科研和培训，为突发公共事件卫生应急处理提供先进、完善的科技保障。

## 二、突发公共卫生事件的急救流程

为做好应对社会各种突发事件工作，确保在突发事件发生时，能够迅速、高效、有序地行处理，保障人民群众生命安全，结合我院的实际情况，制订预案。医院成立"急诊突发事件应急救治医疗队"，负责院内急诊救护工作的组织、协调和指挥。上述人员的联

笔记：

系电话在急诊预检处备案，保证随时联系，接到通知后尽快赶到急诊科，并负责科内人员的协调。突发事件发生后，根据医院突发事件领导小组要求迅速启动护理应急预案，采取紧急措施。各应急小组应当根据各自职责要求，服从突发事件应急领导小组的统一指挥，立即到达规定岗位，履行职责。参加突发事件应急处理的医护人员，应当按照突发事件的要求，采取防护措施，并在专业人员的指导下进行工作。遇突发事件抢救时或医院难以承担的重大医疗救护任务时，应及时向院办、医务处护理部或总值班汇报，安排人员抢救或转院进行医疗救护。随季节变化，依照上级指令，做好各种应对措施。

1. 现场医疗救援原则

（1）统一指挥与独立救援相结合。

（2）区域救治与巡回救治相结合。

（3）地方自救与医疗救援队的救援相结合。

（4）现场医疗救援强调安全第一，包括患者和救助者自身安全。

（5）分级救治与合理转运相结合。

（6）救治的基本原则是"先救命，后治伤"。

（7）危重症患者必须在进行必要的现场处置后才转运。

2. 现场急救的基本原则　快速使患者脱离危险，安全第一；先救后送，现场施救；准确检伤分类。保存资

笔记：

料、断肢和现场；有效进行伤情排序，安抵医院。其目的是挽救生命，防止恶化、减少痛苦、安全送医。

（1）及时对伤员进行正确的伤员分类。

（2）及时、有效的消除威胁生命的情况。

（3）严密的巡查伤员的病情变化。

（4）注意发挥现场急救医疗资源抢救危重伤员。

（5）做好紧急救护的医疗文书工作。

（6）要有法纪观念，遇到问题请示报告。

（7）十分注意保护好自身安全及急救物品。

3. 突发、群发事件预检分诊

（1）预检分诊工作由有经验的高年资护士担任，护士必须在5分钟内对患者进行处置，判断病情危重程度并确定相应首诊科室，安排患者挂号或进入抢救室，及时通知医师尽快接诊。

（2）遇到大批伤患者或突发灾难时，应立即报告科主任、医务处、护理部或总值班等协同抢救。

（3）为及时有效控制和消除突发、群发事件的危害，要做到统一指挥、规范有序、科学高效，保障患者身心健康和生命安全。

（4）预检首先要问清病史，根据患者主诉、症状、体征，初步确定病情危重程度，按病情程度分为轻、中、重三类，危重患者送入抢救室，中轻度分别安排到各诊室。急诊急救领导小组根据患者人数和病情合理分工，分成若干抢救小组，责任到人组织抢救。尽快疏散

笔记：

抢救室其他患者，集中力量进行抢救工作。

（5）病情紧急程度分级：Ⅰ级—危重；Ⅱ级—重症；Ⅲ级—非重症；来诊已死亡。

（6）颜色标识：Ⅰ级—红色；Ⅱ级—黄色；Ⅲ级—绿色；来诊已死亡—黑色。

（7）分配治疗区：急诊科内区域相对分区：Ⅰ类、Ⅱ类、Ⅲ类；院内分流：手术室、ICU、骨科病房、太平间等。

（8）提供病历，无名氏者编号，为每位患者佩戴腕带并编写数字作为患者名字。

4. 突发、群发事件的抢救工作

（1）接到突发、群发事件抢救通知后，立即上报急诊科主任，护士长。

（2）迅速做好人员、环境及物品准备工作。

1）人员准备：护士长根据需要，及时科内调配护理人员，必要时上报护理部，由护理部主任全院调配护理人员。

2）环境准备：护士协助医生做好现有轻患者转运及出院工作，为突发、群发事件抢救预留足够的床位，并且集中留置。

3）物品准备：护士根据通知做好抢救物品、药品及仪器的准备工作，如有必要可从其他区域协调调配抢救仪器。

（3）患者到达后，即启动突发事件应急包，为患者

笔记：

做好心电监护，吸氧等工作。做好患者身份安全识别制度。一患一护，保证患者护理安全。

（4）根据患者病情，遵医嘱为患者除颤，洗胃或输血等各项护理工作。

（5）要求护士沉着冷静，团结协作，一切以患者为中心，不慌不忙做好抢救工作。

（6）严格准确记录患者病情及抢救过程，时间及所用的各种抢救药物。

（7）原则上不执行口头医嘱，紧急情况下如执行口头医嘱，需两人核对，经医生核对无误，方可执行，并保留空瓶留做记录。

（8）做好抢救后的清理、补充和患者家属的安抚工作。

（9）做好患者的病情监测和记录工作。

（冯秀敏）

## 第三节　突发事件的物质准备和管理

### 一、突发事件的应对物资准备

突发事件具有突然性及不可预测性的特点，因此，在突发事件发生后再紧急准备有关物资．就为时太晚了。为了保证及时、有效开展突发事件应急处置工作，《突发公共卫生事件应急条例》第十六条规定："国务院有

笔记：

关部门和县级以上地方人民政府及其有关部门，应当根据突发事件应急预案的要求，保证应急设施、设备、救治药品和医疗器械等物资储备。"根据这一规定：

（1）物资储备的负责部门：物资储备需要大量资金、物资及人力的投入，需要财政、物资主管部门及其他有关部门共同努力才能落实，因此条例规定国务院有关部门和县级以上地方人民政府及其有关部门共同负责这项工作。

（2）物资储备的依据：各种类别的突发事件对物资储备都有各自的要求，物资储备要有针对性，应根据突发事件应急预案的要求，做好物资储备工作，以便在突发事件发生后，能够切实解决问题。

（3）物资储备的内容：必要的抢救设备、药品、器材和防护用品，详细规定物资存放的地点、调拨的方法、日常维护和管理的责任人。

### 二、突发公共卫生事件物资管理

1. 统一规划，分级储备

应急处理物质储备是突发公共卫生应急体系建设的一个重要组成部分，根据突发事件的发生，发展的自身规律，从全国的角度来统一规划，合理布局，同时，各类突发公共卫生事件具有不同的特点，需要的具体储备物资也有所不同，应采用中央与地方分级储备，以地方储备为主，中央储备为辅。

笔记：

2. 实物，资金，生产能力储备相结合

不论是传染病暴发，还是食物和职业中毒事故，控制疫情蔓延和事故扩大，积极抢救患者或伤员是首要目标。因此，物资储备大致可以分为以下几种：（进行现场流行病学调查，监测检验设备）对传染病患者隔离，个人卫生防护用品和设施医疗救护，现场处置所需的药品、疫苗、诊断试剂和器械。根据储备物品种类、需求量、可保存的性能特点，分为实物、资金、生产能力储备3种形式进行储备。

3. 建立医院医疗保障管理体系

突发公共卫生事件发生时会需要全院多个部门协调、相互合作，因此建立院科级科学高效的组织管理体系，可以有序、协调地传达信息和调度各个医疗相关部门，有效提供医疗服务。

（1）院级应成立医院突发公共卫生事件领导指挥小组，领导小组组长由院长担任，指挥决策，其他院级领导负责职责范围内的应急工作安排。

（2）成员通常由医务、感染、护理、人事、药剂、设备、总务等部门负责人组成，负责上传下达、调配资源、协调各部门工作、指导急救工作的展开、培训及演练等事宜，各部门明确职责，分工协作。

（3）下设突发公共卫生事件处理常务办公室，通常在医务部，总体负责监测救治工作进展、内外联络、资料整理、情况汇总及上报等。

笔记：

（4）科级通常依托临床、医技科室、检验科，由急诊科主任具体指导、协调科内外急救工作。

（5）为保证急救还应设立检伤组（分诊组）、生命保障组（专家组）、会诊组，各级之间层层负责，急救工作分工有序、协作分明，保证患者在第一时间得到高效救治。

4. 制订医疗应急处理预案和规章制度医疗应急预案保证医疗机构的医疗救治工作迅速、高效、有序地进行，最大限度地提高医疗救治能力。减少突发公共卫生事件对患者的危害，保障患者健康与生命安全。

（1）根据不同性质的突发事件灵活整合急救资源，院外急救的处理，预案应重点放在医疗急救队人员的配置及急救设备、药品等物资的准备；院内急救如疫情等的应急预案还应当增加对医务人员自我防护等消毒感染方面的内容。

（2）规章制度制订时应考虑预案所涉及的内容，包括相关的岗位分工及职责。医疗制度如转诊制度、会诊制度等，消毒隔离制度，培训制度，报告制度，后勤保障制度，宣传制度等。

（3）打造专业技术过硬的医疗团队要注重人才的培养和梯队建设。应急工作应坚持预防为主、平战结合，以科室为单位，加强"三级三严"岗位练兵和应急知识的日常培训及演练，建立培训计划和考试制度，并纳入医学继续再教育的范畴，为应急长效机制的发展提供持

笔记：

续保障。

（4）不定期对应急预案内容组织演练，模拟各种成急状态下急救现场工作流程，人员、物资等的调配，各科室之间的协作，现场伤员的枪伤、标志的佩戴及分流等等，以验证预案的合理性和可操作性，从中发现问题并加以改进，及时修订预案，达到锻炼队伍、完善预案的目的。

5. 完善医院应急设施建设和专业设备的装配加强医疗急救物资储备，保证应急状态下急救物资的正常使用

在常规状态下，应该重视应对突发公共卫生危机事件的应急设施建设，装备先进的应急科学设备和充足的应急物资和应急药品、消毒剂、消毒物品和设备。应急物资的储备应根据所承担的急救任务的不同随时进行调整，这涉及医务、药剂、设备、总务等相关科室，各部门应派专人负责物资的管理，定期检查、维护和更换，随时保持在应急准备状态。

### 三、应对物资和设施选址管理

1. 突发公共卫生事件由于其突发性和传染性，极易引起人们的恐慌，在准备阶段，物资存放需要选择固定的地点和设施，应该注意远离人群活动比较集中和交通拥挤的城市中心区，尽可能选择近远郊区。

2. 突发公共卫生事件发生后，需要大量的急救物品和人员来救治患者，便捷的交通网络对于争取最短的时

笔记：

间抢救患者、运送物资有重要作用。因此，应选择交通便捷的高速公路出口、铁路停靠站点附近。但也应考虑到物资、人员的运送对沿途所带来的影响，特别要防止疾病在沿途的传播，做好运输过程的保护措施。

3. 突发公共卫生事件的应急医疗设施在建设之初就应考虑到该事件结束后设施的用途。设施的选址要有长远的规划，不仅要方便当时的应急需要，还要兼顾以后设施的再利用。

4. 规模太大将增加投资成本和运营费用，甚至浪费；而规模太小又不能满足当前的应急需要，可能无法收治需要提供医疗服务的患者，延误医疗救助工作的顺利展开。

5. 应重视人的因素，为患者和医务人员提供良好、舒适的救治环境。在遵循设施选址一般性原则和特殊原则的前提下，我们可以选择出一些备选的突发公共卫生事件应急医疗点。

（冯秀敏）

# 第四节　突发事件的应对人员管理与培训

## 一、突发事件的应对人员管理

各级卫生行政部门应根据本地区卫生应急工作的实

笔记：

际需要，分类组建突发公共卫生事件应急队伍，并开展培训和应急演练，提高应急队伍的专业水平和应急能力。同时应加强对卫生应急队伍的管理和建设，建立卫生应急队伍成员资料库，实施计算机管理，及时更新各成员信息资料；并根据突发公共卫生事件的应急处理情况，对队伍进行及时调整。

## 二、突发事件的应对人员培训

各级卫生行政部门及设立卫生应急日常管理的机构负责卫生应急培训工作，坚持"预防为主，平战结合"的原则，加强对突发事件应对人员的业务培训，增强其应急应对意识、更新业务知识，提高其整体业务能力和应对水平。

1. 培训对象

中央及地方各级卫生管理人员、卫生应急队伍成员、各医疗救援机构专业骨干、疾病预防控制机构、卫生监督机构，以及从事突发公共卫生事件应对的相关部门和人员。

2. 培训内容及方法

根据培训目的和培训对象确定培训内容。培训内容主要包括突发事件应急管理及应急处理专业知识和技术。突发事件应急管理内容包括突发公共卫生事件应急机制建设，应急处理流程，应急工作相关法律法规、预案及标准，部门协调与沟通，卫生应急预警，卫生应急

笔记：

物资及人员准备等。专业技术内容包括专业技术知识和专业技能操作两部分，可根据不同培训对象的专业特点和卫生应急工作需要确定。根据培训内容选择或编写培训教材，具体培训方法可根据实际需要采取集中授课、专题讨论、模拟演练等多种形式。培训结束后，应通过集体座谈、问卷调查、抽查随访等形式了解培训效果，并对培训进行总结和评价，以进一步完善突发事件卫生应急培训工作。

3. 应急演练

各级卫生行政部门要重视卫生应急队伍的培训和演练，有计划、有目的地开展该项工作，切实提高卫生应急队伍的实战能力和应急处置水平。可根据本地区实际情况和工作需要，结合突发公共卫生事件应急预案，采取定期或不定期相结合的形式，统一组织安排本地区突发公共卫生事件应急演练，以检验卫生应急准备、协调及应急处置能力，并对演练结果进行总结和评价。

（李玉乐）

# 第五节　灾害事故的应急处理

在灾害事故现场，会根据实际情况设置临时警示线和警示标识，并划分不同的功能区，以便于现场救护和伤病员的管理。

笔记：

## 一、现场标识

### 1. 警示线

警示线是界定和分隔危险区域的标识线，分为黄色、红色和绿色3种。红色警示线设在紧邻事件危险源的周边，将危险源与其以外的区域分隔开来，只限佩戴相应防护用具的专业人员方可进入；黄色警示线设在危险区域的周边，其内和外分别是危险区和洁净区，该区域人员应佩戴适当的防护用具，出入该区域的人员必须进行洗消处理。绿色警示线设在救援区域的周边，将救援人员与公众分隔开，患者的抢救、治疗、指挥机构均设在该区域。

### 2. 警示标识

警示标识分为图像标识和警示语句，既可分开使用，亦可合并应用。主要包括禁止标识、警告标识、指令标识及提示标识四类。设置警示标识时应注意：警示标识应采用坚固耐用的材料制作，一般不采用易变性、变质或易燃材料；标识固定应牢固、勿倾斜；标识应设置在醒目、有良好照明的位置，不应设置在可移动的物体上，标识前不得放置障碍物；标识设置高度应尽量与人眼睛的视觉平面一致，标识平面应与视线夹角以接近90°为佳。

笔记：

## 二、现场分区

根据引起灾害事故的危险源性质、周边环境、气象条件及人口分布等因素，事件现场危险区域一般分为热区、温区和冷区 3 种。

1. 热区

紧邻事件现场危险源的区域。一般用红色警示线与外界区域分隔开，在该区域从事救援工作的人员必须配备防护装置。

2. 温区

紧邻热区以外的地域。一般以黄色警示线（又称洗消线）将其与外面的地域分隔开来，在该区域工作的人员应佩戴适宜的个人防护装置，离开此区域的人员应进行洗消处理。

3. 冷区

洗消线以外的区域。患者的抢救治疗、应急支持、指挥机构设在该区。

## 三、现场应急处理

1. 分区管理

通过检伤分类将伤病员分为红标危重伤员，给予优先处理。黄标重伤员，次优先处理。绿标轻伤员，延期处理。黑标濒死或已死亡伤员，暂不做处理。具体实施中应该根据伤员人数、灾害现场环境、场地大小、光源

笔记：

水电供应、医疗救援人力物力资源等情况酌情设立几个特定功能分区。除现场指挥调度、通信中心以外，通常设立以下医疗救援分区，有条件时各区设立帐篷，设置明显标志牌，并标以相应色带或色旗。

（1）初检分类区：选择灾害现场附近，且安全、明亮、宽敞的区域，将所有伤病员最先在此处集中，由医务人员执行快速初检分类并标记。随后将不同类别伤病员立即送至相应区域处理。一般插白底红十字标志旗。

（2）危重伤病员处理区：应临近检伤分类区，并设立宽大帐篷，临时接收红标危重伤病员和黄标重伤员，由医务人员酌情给予最必要的治疗，如保持气道通畅并维持呼吸氧供，可疑颈椎骨折予以颈托固定，控制活动性大出血，胸腰椎及长骨干骨折进行临时固定等。一般差红旗和黄旗。

（3）轻伤员接收区：选择空旷的安全场地，只接收绿标轻伤员。不需医务人员立即经行特殊处理。可以提供饮水，食物和简单包扎用敷料，绷带等物品。一般插绿旗。

（4）急救车辆待命区：为急救车单辟停车场及通路，便于出入，并要求司机随时在车内待命，后者十分重要。只有这样才能保证伤员的及时转运。

（5）伤员转运站：由专人负责，并根据伤员救治优先原则统一指挥伤员的转运，避免急救车各自为战，避免从不同区域无序的转运伤员。同时，要求急救车按照

笔记：

指挥中心的指示，将伤员运送到指定医院。指挥中心应联络就近医院，确定伤病员数量和种类，了解各医院的条件和状况，并协调指挥分流疏散伤病员。

（6）临时停尸站：在现场特辟区域，仅停放黑标濒死伤病员或已经死亡者，一般插黑旗。

（7）直升机降落场：根据需要，选择空旷平整场所，供急救直升机起降，以快速转运危重伤病员。一般标白色巨大英文字母 H，便于驾驶员识别。

对不同级别的伤病员经分区和分级处理，有利于提高抢救效率，避免混乱情况出现。各区应指定一名主要管理人员负责协调指挥本区工作，并向医疗救援总指挥负责。各区之间需互相支持协作，保证检伤分类及现场紧急处置工作的顺利进行。

2. 生命支持

（1）心肺复苏：心肺复苏是参加灾害医疗救援人员必须掌握的基本技能，现场抢救时判断呼吸心跳停止的方法应快速、简单、易行。

1）判断：主要检查伤病员的意识、呼吸及循环。判断意识应双手拍打伤员的双肩并呼喊他，无反应即为意识丧失，婴幼伤病员可拍打足底，不哭者为意识丧失。检查伤病员的呼吸，救治者应蹲跪在伤病员的右肩侧，左耳贴近伤病员鼻孔，在 10 秒钟内"一听、二看、三感觉"，即听呼吸音、看胸廓起伏、感觉口鼻气流。检查伤病员的循环，应触摸其颈动脉或股动脉等大动脉

笔记：
........................................................................

........................................................................

的搏动情况。

2）呼救：一旦发现伤病员呼吸心跳停止，如为创伤、溺水及中毒者，须立即实施心肺复苏，先持续数分钟，然后再呼救或请他人帮助。如为其他原因的昏迷伤病员，应立即呼救寻求支援。

（2）呼吸支持

1）体位：所有昏迷的伤病员在现场抢救处置及转运途中，如未施行气管插管，应尽量使其保持在稳定侧卧位，以利口内呕吐物及唾液，血液的流出，避免堵塞气道或误吸。对胸壁广泛损伤造成"连枷胸"的伤病员可取俯卧位，以限制反常呼吸，减少纵隔摆动。无脊柱损伤的伤病员，必要时还可取半卧位，以利呼吸并将气道内异物，痰液等咳出。

2）打开气道：有两种方法可以开放气道，提供人工呼吸，仰头提颏法和推举下颌法。在无头部或颈部损伤时使用仰头提颏法，具体步骤是：将一只手置于患者的前额，然后用手掌推动，使其头部后仰；将另一只手的手指置于颏骨附近的下颌下方；提起下颌，使颏骨上抬。在怀疑患者头部或颈部损伤时使用推举下颌法，即救护者在患者头侧，双肘位于患者背部同一水平，用双手抓住患者两侧下颌角，向下牵拉，使下颌向前。同时使头后仰，两手拇指可将下唇下推使口腔打开。无论使用何种打开气道的方式，均应注意在打开气道同时及时清除口鼻腔内异物。

*笔记*：

3）呼吸方式：对呼吸暂停或呼吸困难的伤病员，应在保证气道通畅的前提下首先使用简易无创性呼吸器（球囊面罩）辅助呼吸，并充足供氧，使其血氧饱和度维持在95%以上。仅少数较长时间没有自主呼吸，但又可能获救的伤病员可在现场实行喉罩通气或气管插管等有创治疗。单人操作时，给予面罩人工呼吸，可使用带单向阀的面罩。单向阀门允许施救者呼出的气体进入患者口鼻，但阻止患者呼出的气体进入施救者的口腔。具体步骤：施救者站在患者一侧，将面罩放在患者脸上，使用靠近患者头顶的手，将示指和拇指放在面罩的边缘，将另一只手的拇指放在面罩的下缘，其余手指放在下颌骨缘并提起下颌。进行仰头提颏，以开放气道。施以1秒钟的吹气，使患者胸廓隆起。若有两名施救者完成呼吸支持，具体步骤是：一名施救者在患者头部，将两只手的拇指和示指形成"C"形，将面罩密封于患者面部，使面罩边缘完全封闭，同时使用其余3根手指（形成"E"状）提起下颌（这样可使气道开放）并将面部往上抬，使其紧贴面罩。另一名施救者缓慢挤压球囊（超过1秒）直至胸廓隆起。两名施救者均应观察胸廓是否隆起。对于任何方法的通气，如果每次呼吸只用1秒，有助于尽量减少因人工呼吸所致的胸部按压中断并有效避免过度通气。

4）潮气量：有供氧时，给予呼吸支持的潮气量一般为6~8ml/kg体重，成人呼吸支持单手挤压气囊至拇

笔记：

指能与其余四指对合即可。无供氧时，潮气量维持在 10ml/kg 体重。

（3）循环支持

1）止血：有效止血是循环支持的重要前提，不有效止血，单纯补液或使用升压药物，不仅不能补足失血，反而会加重血液丢失，使救治成功率降低。

2）补液：有条件或已采用有效止血措施后，对循环不稳定的危重伤病员应紧急开放静脉通路输注生理盐水，尤其是给予少量高渗盐液有一定的抗休克作用，同时可为病情恶化或生命垂危时抢救给药预留一条通道。心肺复苏期间一般不使用含糖溶液。

3）体位：发生休克的伤病员若病情允许，可采用头高脚低位，不应取坐位。

（4）致命伤的处置：需要现场紧急处置的损伤主要有活动性大出血、开放性气胸、内脏外溢、肢体损毁或离断、异物刺入、头外伤后脑脊液耳鼻漏、严重骨盆及长骨骨干骨折、脊柱骨折等。

1）出血的处理：及时有效阻断体表伤口活动性大出血是成功救治的基础，一旦发现务必采取止血措施。首先直接压迫止血，如不能完全止血，可辅以动脉间接压迫的方法，并随之给予加压包扎止血。若伤口较深或肢体贯通伤，体表止血效果不佳，可给予填塞止血后再加压包扎。若肢体部分损毁或离断伤员可于上臂 1/3 处或股骨中上段止血带加压止血，但要注意切勿缠扎过紧

笔记：

并需标记时间，应每40分钟松解止血带1次，以防止远端肢体缺血坏死。若怀疑有内脏破裂大出血，须尽快送医院手术止血，途中酌情给予抗休克治疗。

2）伤口的处理：对于严重软组织损伤、骨折断端刺出皮肤外露的巨大伤口，现场处理主张采取"不冲洗、不还纳、不胡乱上药"的原则。不冲洗的原因是冲洗可使凝血块脱落而引起再次出血，且伤口表面污物可随冲水进入深部组织，诱发严重的骨髓炎或感染；不还纳的原因是防止牵拉复位骨折移位时造成神经、血管的损伤，且骨折断端不洁复位易造成深部感染；不胡乱上药是为了便于伤口清创及手术中辨认神经、肌腱和血管断端，防止错误吻合。

3）开放性气胸的处理：应立即关闭伤口，可用大块厚敷料或衣物填压伤口并加压包扎，避免因胸腔负压不足或两侧压力不等，造成严重呼吸困难或纵隔摆动，诱发心脏骤停。

4）内脏外溢的处理：常见于腹部开放伤致腹腔内大网膜及肠管外溢，或颅骨开放性骨折后脑组织外溢，此类伤员可按照"减压包扎"的原则处理：①不能将溢出内脏还纳，以防止腹腔或颅内感染。②不能直接加压包扎，防止脑组织或肠管血管受压导致脑或肠坏死。

5）脑脊液"耳鼻漏"的处理：伤员头部受到外伤后如果耳、鼻有血性液体流出，称为颅底骨折后耳鼻漏。此类伤员的处理比较特殊，不能给予填塞止血，因

笔记：

其可以导致耳、鼻内污血回流入颅内引起严重的颅内感染，或使颅内压升高形成脑疝。应将头外伤后有"**耳鼻漏**"者视为危重伤员，立即送医院观察治疗。路途中不能止血，相反应嘱其出血侧向下侧卧，使血液、脑脊液流出减压，防止急性颅内压升高引发脑疝死亡。

6）肢体离断伤的处理：部分肢体毁损或离断伤可在有效止血后简单包扎伤口，携带所有离断肢体争取 6 小时内将伤员送达有条件的医院行断肢再植术。断肢、断指可先用干净敷料包裹，将其置于密封塑料袋内并低温保存送至医院。

7）躯体异物的处理：较大异物刺入或嵌入体内，现场不允许拔除，防止伤员在拔出异物后大出血。应将刺入异物保持原位，并尽快将伤员送到医院，在充分准备后手术取出。

8）骨折的处理：灾害现场若发现骨盆挤压痛阳性的伤员，应用布单等用力包裹固定其臀部，使骨盆骨折断端没有移动的余地，保持相对稳定的位置，减少发生二次大出血的机会，是伤员安全运抵医院。长骨骨干骨折临时给予简单外固定，防止骨折的锐利断端在运送途中或搬动伤员时刺断神经、血管，造成不必要的二次损伤。对于脊柱骨折的伤员，应保证受伤脊柱不旋转、不折弯，多采用颈托或脊柱板固定，防止脊髓损伤。

（李玉乐）

笔记：

# 第六节 重大传染病暴发的应急处理

传染病是由病原微生物和寄生虫感染人或动物后所引起的一类传染性疾病，在一定条件下可在人群中传播并导致流行。传染病暴发指某种传染病在一个较小的范围短时间内（数日内）突然出现大批同类病例。按照突发公共事件分类若一次事件出现重大人员伤亡，其中死亡和危重病例人数超过 5 例；跨市（地）的有严重人员伤亡的；省级人民政府及其有关部门确定的其他需要开展医疗卫生救援工作的为重大突发公共事件。为有效的预防与应对突发卫生公共事件的危害，最大限度的保障人民群众的身体健康和生命安全，确保突发事件的医疗救治得到有效有序地进行，依据国务院《突发公共卫生事件应急条例》结合医院情况制订重大传染病暴发的应急预案。

## 一、建立传染病暴发应急管理体系

1. 处理原则
任何突发事件处置应当由单一指挥系统进行指挥。
2. 组织机构
注：组织机构各成员名单与中层干部任届同步，进行自然更替；职能处室更名与医院通报同步，进行自然变更；人员调离自动取消。

笔记：

（1）确定医院领导小组成员名单。

（2）确定医院防治传染病工作小组成员名单（各职能处室为第一责任人）。

（3）确定医院防治传染病专家小组成员名单（副组长为各相关职能处室第一责任人）。

（4）医院防治传染病具体医师名单（相关专业副主任医师以上人员）。

（5）医院防治传染病院内确诊专家组成员（任职条件为相关科室第一责任人或主任医师）。

3. 组织

（1）工作时间：发生突发事件时，以全体院领导班子为应急领导小组，以医疗主管院长为紧急救治总指挥，下设临床救治、行政协调、后勤保障、信息通报四个分指挥部。

（2）夜间及节假日：在上述指挥人员到岗前，以值班院长为紧急救治总指挥，急诊科值班二线医生为临床救治指挥负责人，行政值班二线为行政协调指挥负责人，行政处值班人员为后勤保障指挥负责人，院总值班为信息通报指挥负责人。

（3）指挥系统的启动：任何单位和人员接获有关突发事件的信息后，工作时间向医务处报告（日间电话××夜间电话××），医务处处长负责向医疗主管院长报告。夜间及节假日向院总值班报告，院总值班负责向值班院长报告，由院级领导请示院长后做出启动应急指挥系统

笔记：

的决定。

4. 部门及人员职责分工

（1）医务处：负责全面组织、协调突发时间的应急救治工作（医务人员的调配、救治场所的安排、组织专家会诊等）。

（2）院总值班：负责节假日及夜班全面组织、协调突发事件的应急救治工作（负责通知值班院长、各行政部门值班人员、协调医务人员调配、安排救治场所、组织专家会诊等）。

（3）医院感染办公室：负责指导救治现场的消毒隔离、医护人员的防护，并做好传染病的上报等工作。

（4）护理部：负责护理人员的总调配工作。

（5）临床各科室：负责将适宜的急诊患者收入院，开放绿色通道，并在医务处的组织、协调下参与突发事件的医疗救治工作。

（6）药剂科：负责急救药品的准备，并保证药品的有效期和质量，保证临床应用。

（7）医技科室：负责及时快捷地做好各项辅助检查。

（8）后勤保障处：负责调配一定人力协助做好物资和设备的搬动等后勤保障工作。

（9）保卫处：负责急诊区域、突发事件发生地（院内）和救治地的安保工作。

（10）器材处：负责应急物资和设备的准备（如抢

笔记：

救设备、监护设备、隔离服、帽子、口罩、防化服等），并保证设备的运行状况良好，满足临床需要。

## 二、制订和实施完善的应急预案及工作流程

护理部根据卫生部的相关规定，结合医院具体情况，协同其他职能科室制订各种应急预案。同时制订相关的工作流程，如发热患者就诊流程、门诊预检分诊工作流程、急诊分诊工作流程、患者转运流程，以及对隔离病区和发热门诊医疗卫生用品传送流程、患者标本传送流程、被服更换处理流程、垃圾运送流程、疫情报告程序、消毒隔离制度及流程等，一旦发生突发疫情，使护理工作能规范化、制度化地有序进行。

## 三、加强医院感染的管理，控制疫情扩散

急诊管理重点抓好发热门诊预检分诊制度的落实。

1. 发热门诊应对疑似传染患者应进行初步筛查，询问病史，起到初步筛查作用，做到早发现早处理。发现疑似或确诊传染病患者应尽快根据不同病种执行不同的隔离措施，就地隔离。

2. 患者一旦确诊为传染病，尤其是传染病暴发时，应按传染病的类型和传染病防治法的规定立即填写传染病报告卡，按规定时间上报院内感染科及卫生防疫机构。

3. 配备必要的设备，如移动式空气消毒机、手消毒

*笔记：*

液、体温表、一次性手套、一次性压舌板和手电筒等。应用一次性物品如平车、检查床使用一次性床罩，防止交叉感染。

4. 严格执行消毒灭菌制度，患者使用过的物品、器械进行终末消毒。病室每日用2%有效氯消毒剂擦拭2次，空气的消毒工最好的方法是开窗通风，切断传播途径，防止院内交叉感染，医护人员要做好防护措施。

5. 严密巡视观察每例急诊及留观患者，做好患者之间的保护性隔离，严防发生交叉感染。

6. 严密观察病情变化，发现病情变化，及时通知医生并积极配合治疗。对病情危重的患者积极参加抢救，必要时由专人进行监护。

7. 详细记录每例患者的信息，就诊结束时及时将患者的诊断和去向，准确地填写在登记本上，以备查询。

8. 若患者死亡，应将尸体消毒后活化，甲类或乙类中的炭疽患者死亡后必须将尸体立即消毒，就近火化。

（刘爱辉）

## 第七节　自然灾害的应急处理

自然灾害是突发公共事件之一，指人类的力量不能或难以操纵的各种自然物质和自然力量聚集、爆发所致的灾害事件。如地震、洪水、泥石流、海啸、暴风雪、干旱、生物灾害和森林、草原火灾等。自然灾害，尤其

笔记：

是大型自然灾害一旦发生，来势凶猛，受难面积广，短时间内即可造成大批人员伤亡。灾害发生后医疗救援的紧迫性不言而喻。为有效的预防与应对突发公共事件的危害，最大限度的保障人民群众的身体健康和生命安全，确保突发事件的医疗救治得到有效有序地进行，依据国务院《突发公共卫生事件应急条例》结合医院情况制订本应急处理预案。

## 一、人员梯队构成

一线人员：在岗的值班人员；

二线人员：在岗的急诊总值班；

三线人员：急诊科的主治医师、副教授、教授；

四线人员：急诊科主任、副主任；

五线人员：院长、副院长等医院领导；

附加人员：临时组织参加急救的人员如学生等，由组织联络小组应急调配。

## 二、事件分级方案（表 5-1）

表 5-1　突发公共卫生事件分级方案

| 分级 | 事件 | 参加抢救人员 | 备注 |
|---|---|---|---|
| IV级 | 一般突发公共事件伤病员在 1~3 人之间 | 一线、二线、三线、四线人员 | 报告院总 |

笔记：

**续　表**

| 分级 | 事件 | 参加抢救人员 | 备注 |
|---|---|---|---|
| Ⅲ级 | 较大突发公共事件伤病员在4~6人之间 | 一线、二线、三线、四线、五线人员 | 报告院总，请求院内部支援 |
| Ⅱ级 | 重大突发公共事件伤病员在7~10人 | 一线、二线、三线、四线、五线人员 | 报告院总，请求院内部支援 |
| Ⅰ级 | 特别重大突发公共事件伤病员在11人以上 | 一线、二线、三线、四线、五线人员 | 报告院总，调动全院甚至支援 |

### 三、原则

任何突发事件处置应当由单一指挥系统进行指挥。

### 四、各级事件处理流程

1. Ⅳ级事件流程预案

（1）接到通知

分诊台接到将要接收突发事件患者的通知时，需简要询问事件类型粗略预计将要到达的患者数、重患数、多长时间到达。并迅速报告急诊总值班、院总值班以及科主任、护士长。

（2）准备工作

1）医疗总负责：整个接诊、救治过程的医疗负责人为急诊科主任或副主任，所有救治过程中的疑问、障

笔记：

碍由负责人解决或安排人解决。

2）抢救室：将准备好的患者就诊卡、病历本、腕带、号牌取出，通知信息处将××个患者信息全部录入"突发公共事件"区域。提前开出医嘱（血常规、血型、凝血、感染四项、血气、肝功肾全、心电图），打印出化验单备用，准备好 X 平片、CT 片申请单。立即在抢救室准备相应床位数供患者到达后使用。通知辅助科室（化验室、超声科、放射科、输血科、信息处）做好准备。

3）院总值班：通知相关科室人员做好随时会诊准备，并准备随时协调手术室、输血科等相关科室配合急诊科开展工作。

4）信息处：协助建立账户、充费，并准备随时处理以外的信息系统问题。

（3）患者到达急诊

1）分诊。分诊台护士简要登记、交接所有患者均送入抢救室进行评估和处理。

2）抢救室接诊患者。由总负责人为每名患者分配一名医生负责，直到患者返家、住院或交班到下一名医生为止，医生应随时和信息联络人汇报信息和增改信息。护士严格按照护理等级密切观察患者的生命体征及病情变化，并做好护理记录。发现病情变化时要及时上报值班医生，遵医嘱正确给药及对症处理。护士在观察病情时要做到有预见性护理，具有预见性思维。

笔记：

3）信息联络员。由急诊负责人安排专人负责，信息至少包括患者就诊卡姓名、就诊卡号、负责医生姓名、负责医生联系方式；并随时根据收集到的信息进行增改信息，包括实际病情诊断、会诊负责医生姓名和患联系方式，还尽量收集患者实际姓名、年龄、籍贯、家属和联系电话。信息联络人应主动随时向医生询问信息以更新上述信息，各医生也要在获得新信息时随时向联络人汇报。联络人还应尽可能登记其他有用的信息，如急诊负责人电话、院总值班、保卫处负责人电话。

2. Ⅲ级事件流程预案

流程同Ⅳ级，但准备工作阶段需要院总值班协调院内2名ICU医生和护士到急救室，等候急诊负责人安排。

3. Ⅱ级事件流程预案

（1）分诊台：同上。同时需准备好病情分级颜色条码供患者到达后使用。

（2）准备工作：除Ⅳ级内容外还有以下需要。

1）医疗总负责。整个接诊救治过程中的医疗负责人为急诊科主任和院总值班或院领导。

2）急诊科。立即在抢救室根据重患数准备相应床位数供患者来到后使用，抢救室内原有的部分较轻的患者由急诊负责人决定转往相应的病房暂时看管，各病房在接到急诊负责人通知后应在10分钟内安排医生和护士到抢救室转运患者，何时再转回需等候通知。

笔记：

3）院总值班。立即调动院内值班人员 4 名医生 4 名护士到抢救室报到，等候安排。至少一名院总值班或院领导来急诊现场协调工作。

4）保安。在急诊大厅建立临时区域作为救治轻患者专用区域。

（3）患者到达后：由科主任护士长现场指挥，分诊护士负责登记、交接、预检分诊。由分诊护士对患者根据病情进行检伤分类，按病情轻重程度分别给予"红（病情危重，需要立即给予生命支持抢救的患者）、黄（病情重，但暂时不会危及患者生命）、绿（病情轻，生命体征平稳的患者）、黑（来诊时已经死亡的患者）"标志标示，安排不同标志的患者至不同诊区诊疗。立即将红、黄标患者送入抢救室，争取早期对大出血、严重创伤、脏器损伤破裂患者的确认，并在抢救同时立即转运、做好术前准备工作；绿标患者送入临时建立的轻患者专用区域内，根据具体病情给予相应处理，维持其生命体征稳定；死亡患者直接送太平间。患者护送至抢救室后，由高年资医师负责对患者进行复检；护士长和高年资护士负责检查急救护理措施到位，同时合理运用绿色通道，安排辅助检查的顺序，保证检查和处置到位。最后根据病情，安排护送患者到病房或手术室进一步治疗。所有患者均按照一患一医的方式分配。

4. Ⅰ级事件

（1）分诊台：同Ⅱ级。

笔记：

（2）准备工作：除Ⅱ级准备的内容外，还需如下。

1）院总值班。根据估算病患人数，立即安排医院内及附近各个科室的医生、护士和学生等来急诊报到等候安排，以一患一医一护一学生的名额准备。同时通知急救中心和区卫生局协调救治工作及其他患者的救护车转运问题。协调全院平车、药品、器材至急诊备用。

2）急诊科。根据预计到达患者人数决定清理程度，立即安排清理急诊流水区域包括抢救室、输液区，将原有患者安置于急诊留观室、病房及邻近病房代为管理。通知所有休班医护人员到岗，下一班医护人员提前到岗。

（3）患者到达后：黄标、红标患者按照一患一医安排，轻患者可一医多患。红标患者安置于抢救室，黄标患者安置于输液区，绿标患者安置于输液区及急诊大厅临时建立的观察区域。

（刘爱辉）

笔记：